Les Éditions du Boréal
4447, rue Saint-Denis
Montréal (Québec) H2J 2L2
www.editionsboreal.qc.ca

Santé :
l'heure des choix

Claude Castonguay

Santé :
l'heure des choix

Boréal

© Les Éditions du Boréal 2012
Dépôt légal : 4ᵉ trimestre 2012
Bibliothèque et Archives nationales du Québec

Diffusion au Canada : Dimedia
Diffusion et distribution en Europe : Volumen

Catalogage avant publication de Bibliothèque et Archives nationales du Québec et Bibliothèque et Archives Canada

Castonguay, Claude, 1929-

    Santé : l'heure des choix

    Comprend des réf. bibliogr.

    ISBN 978-2-7646-2203-2

    1. Santé, Services de – Québec (Province). 2. Santé, Services de – Réforme – Québec (Province). 3. Santé, Service de – Québec (Province) – Finances. I. Titre.

RA450.Q8C37   2012   362.109714   C2012-942173-1

ISBN PAPIER 978-2-7646-2203-2
ISBN PDF 978-2-7646-3203-1
ISBN ePUB 978-2-7646-4203-0

En hommage à tous ceux qui, dans des conditions difficiles, traitent et soignent dans la dignité et de façon humaine les femmes, les hommes, les enfants et les aînés aux prises avec la maladie.

Introduction

La campagne électorale de l'été 2012 a confirmé que la santé demeure au sommet des préoccupations des Québécois et qu'ils souhaitent ardemment une amélioration de la situation. Toutefois, aucun des partis n'a présenté un plan d'ensemble. L'incohérence des promesses en matière de santé a montré par l'absurde l'importance d'un tel plan. Pourtant, nous avons atteint un niveau de maturité bien au-delà de la surenchère des promesses entre les partis. C'est nous faire injure que de maintenir de telles mœurs politiques.

En 2003, les libéraux s'étaient présentés devant l'électorat en prenant l'engagement d'améliorer notre système de santé et de services sociaux et de rendre les soins accessibles à l'ensemble de la population. La santé allait constituer la priorité de leur gouvernement. Il s'agissait d'un engagement solennel martelé tout au long de la campagne électorale.

Le gouvernement du Parti québécois, qui avait pris un engagement semblable neuf ans plus tôt, s'était déjà avéré incapable de redresser notre système de santé. La situation s'était sérieusement détériorée à la suite des départs massifs à la retraite des médecins et des infirmières dans le cadre de la poursuite du déficit zéro.

On connaît la suite. Les Québécois avaient alors placé leur

confiance dans les libéraux en leur donnant une confortable majorité de sièges à l'Assemblée nationale. En santé, tout semblait alors possible. Près de dix ans et trois élections plus tard, il faut bien se rendre à l'évidence : malgré cet engagement solennel et l'injection de milliards de dollars, la situation ne s'est guère améliorée.

Il ne se passe pas une semaine sans que les médias fassent état de situations qui sont inacceptables dans une société d'abondance comme la nôtre. Les malades en ont assez. La population sait que notre système de santé public connaît de sérieux problèmes. Tous les jours, des milliers de Québécois se plaignent de ne pouvoir recevoir les soins que leur état requiert.

Les Québécois sont en droit de craindre que cette situation soit irréversible. Les personnes qui n'ont pas de médecin de famille, les malades chroniques et leurs proches, les aînés qui veulent demeurer dans leurs domiciles peuvent-ils espérer recevoir les soins et services qui leur sont nécessaires ? Existe-t-il des solutions à même de redresser notre système de santé et de faire en sorte que le droit fondamental à la santé redevienne une réalité pour tous ?

C'est à ces questions et à d'autres de même nature que ce livre cherche à répondre. L'heure des choix est arrivée. Mon ouvrage porte donc sur le redressement de notre système public de santé et de services sociaux et sur sa pérennité. Ce sont les deux objectifs fondamentaux qui m'ont guidé tout au long de sa rédaction.

Les services de santé prédominent ici, mais ils n'excluent pas pour autant les services sociaux. Je crois qu'avec le passage du temps et l'évolution des besoins et des modes d'intervention, les liens entre les deux sont de plus en plus nécessaires.

D'ailleurs, tout comme moi, ceux qui ont analysé notre système voient généralement comme un énorme avantage le fait d'avoir les deux types de services sous un même chapeau.

Je demeure tout aussi attaché qu'en 1970 aux valeurs de solidarité, d'universalité et d'équité à la base de notre système de santé et de services sociaux. À l'instar des pays scandinaves, qui n'ont pas craint d'innover, j'ai cru que, tout en conservant ces valeurs, il était possible de changer les façons de produire les services. C'est ainsi que j'ai préconisé, il y a quelques années, une participation plus grande mais strictement complémentaire du secteur privé. J'en étais venu à la conclusion qu'une participation bien circonscrite du secteur privé, comme dans la plupart des autres pays occidentaux, diminuerait la pression sur notre système public et pourrait avoir pour effet de le rendre plus efficace et accessible. Je croyais que les équipements hospitaliers pourraient être utilisés hors des heures habituelles et j'avais foi en une mixité encadrée de la pratique médicale. Le succès de notre régime d'assurance médicaments, qui fait appel au public et au privé, constituait aussi un précédent intéressant. En pensant de cette façon, je ne remettais aucunement en cause la primauté du système public. Tout au plus, je voyais le privé assumer un rôle complémentaire afin de répondre à des besoins que le public ne pouvait de toute évidence satisfaire.

Certains ont vu dans ma prise de position une menace au caractère public du système, une volonté de le privatiser et d'introduire un soi-disant système à deux vitesses. Les réactions ont été tellement émotives et violentes qu'elles ont détourné l'attention de mon objectif véritable et convaincu une partie de la population que tout ce qui est d'intérêt privé en santé doit être combattu.

Au Québec, comme ailleurs au Canada, la question de la participation du secteur privé dans notre système de santé suscite bien des résistances. À lui seul, le mot *privé* est l'objet de préjugés tenaces et de malentendus. Je ne peux m'empêcher de penser que cela est dû à notre long passé sous la domination de l'Église catholique, aux yeux de laquelle l'argent avait mauvaise odeur et ceux qui réussissaient en affaires ne pouvaient être honnêtes. Il faut dire malheureusement que bien des entreprises et des dirigeants alimentent ces préjugés par leurs comportements abusifs et leurs pratiques douteuses.

Cette situation m'a obligé à revoir ma façon d'aborder la question. L'avenir de notre système public est une chose, et la participation, même complémentaire, du secteur privé en est une autre. Chacune doit être traitée séparément. Je ne m'attacherai donc ici qu'à notre système public de santé et à son redressement dans une perspective d'avenir, dans le respect de ses principes d'universalité, de solidarité et d'équité.

Ce livre est le fruit de mes recherches, de mes observations et de mes réflexions au cours de ma carrière. Je me suis efforcé de livrer ma pensée aussi clairement que possible. Mon texte n'est donc pas farci de tableaux et de graphiques. Toutefois, mes sources d'information sont listées dans la bibliographie.

Tout au long de la rédaction, j'ai songé aux malades et à leurs proches. Mais mon message s'adresse aussi à tous ceux qui s'intéressent à notre système de santé, et plus particulièrement aux médecins, aux infirmières et à tous les soignants. Je dois avouer que j'ai une admiration particulière pour les infirmières, qui, discrètement, jour et nuit, prennent soin de nos malades. C'est largement grâce à leur dévouement et à leur professionnalisme que les personnes qui ont été hospitalisées disent avoir été bien traitées.

Le but de cet ouvrage est de présenter des voies de solution pour notre système public, des solutions qui forment un ensemble cohérent. Il est clair que les changements à la pièce, sans vision d'ensemble, et les fuites en avant, toujours en réaction à des événements indésirables, ne suffisent pas. Nous ne pouvons plus nous permettre d'investir chaque année des dizaines de milliards, en fait pratiquement la moitié du budget du gouvernement, sans objectifs et sans obligation de succès, sans progrès réels. Nous pouvons et devons faire mieux.

I

Un constat d'échec

Avant l'introduction de l'assurance maladie, il faut se rappeler ce que signifiait l'absence de protection : trop souvent, la maladie était synonyme d'absence de soins ou de sérieuses difficultés financières. Au cours des années, de nombreuses personnes m'ont accosté spontanément pour me raconter les expériences qu'elles ou des membres de leur famille ont vécues. Des pères de famille n'ayant pu être traités faute d'argent. Des mères décédées au moment d'accoucher sans l'aide d'un médecin. Des familles plongées dans des situations financières désastreuses. Il faut aussi se souvenir que la pauvreté était très répandue chez les personnes âgées, soit celles qui avaient le plus besoin de soins. Pour celles-ci, l'absence de protection contre la maladie était particulièrement dramatique.

Lorsqu'il a pris la forme qu'on lui connaît, au début des années 1970, notre système de santé faisait figure de pionnier. La politique que nous avions énoncée était perçue comme avant-gardiste. Elle avait pour objectif général d'améliorer l'état de santé de la population par l'instauration d'une médecine globale basée sur la personne, et de créer un régime d'assurance maladie universel couvrant des soins efficaces et de qualité pour tous les citoyens, sans égard à leurs revenus.

Plusieurs aspects distinguaient ce nouveau système. Les services de santé et les services sociaux devenaient pleinement complémentaires. L'ouverture de centres locaux de services communautaires (CLSC) devait assurer l'accès aux soins de première ligne. La prévention et l'éducation sanitaire devenaient des priorités grâce à la création des départements de santé communautaire. Les caractéristiques et les besoins des populations devaient être pris en compte par les conseils régionaux de la santé et des services sociaux. La décentralisation et la participation étaient érigées en principe au plan de l'organisation et du fonctionnement du système. Enfin, grâce à la participation, le régime devait s'adapter de façon continuelle.

Pendant de nombreuses années, notre système de santé a été en mesure de répondre efficacement aux besoins de la population. Grâce à lui et aux politiques en matière d'éducation, de réduction de la pauvreté et de logement, l'état de santé des Québécois s'est grandement amélioré, de telle sorte que, depuis les années 1980, il se compare bien avec l'extérieur aux points de vue de la longévité et de l'incidence de la maladie.

Dans ses mémoires, René Lévesque affirmait que notre système était sans rival en Amérique du Nord. Il situait la réforme de la santé au deuxième rang des grandes réussites de la Révolution tranquille, après l'éducation.

Mais après plus de quarante ans, où en sommes-nous ?

Une question complexe

La médecine est fascinante. C'est une science et un art en constante évolution, comme en témoignent l'ampleur et la diversité des travaux de recherche à travers le monde : des recherches qui permettent de maintenir l'espoir face à la maladie, aux accidents, au vieillissement et à la dégénérescence ; des travaux qui s'intéressent à une foule d'aspects suscitant, pour plusieurs, des débats importants et difficiles. On n'a qu'à songer aux causes et au traitement des maladies, à la santé mentale, aux habitudes de vie, aux effets de l'âge sur la santé, au soulagement des souffrances et aux questions touchant à la vie humaine qui soulèvent d'épineuses questions éthiques.

L'amélioration de la santé et la prolongation de la vie humaine constituent les deux grands objectifs poursuivis dans ce domaine. Grâce à l'extraordinaire explosion des connaissances, la notion même de santé a évolué et s'est considérablement élargie, particulièrement au cours des cinquante dernières années. Rien d'ailleurs n'est plus important que le maintien de sa santé et la prévention de la maladie — non seulement pour la personne malade, mais également pour ses proches. On n'a qu'à songer aux parents qui ont un enfant aux prises avec une déficience physique ou mentale, ou aux personnes dont le conjoint souffre d'une maladie dégénérative telles l'alzheimer ou le parkinson.

Les systèmes de santé ne constituent qu'un facteur parmi tous ceux qui jouent un rôle dans le maintien de la santé : l'alimentation, le logement, le revenu, les habitudes de vie, l'environnement, l'éducation sont aussi importants. La hausse des revenus permet l'amélioration des conditions de logement, du niveau d'éducation et de l'alimentation, lesquels ont un impact prédominant sur l'état de santé. Compte tenu de ces facteurs qui sont omniprésents, les systèmes de santé sont appelés à jouer surtout un rôle résiduel, celui du traitement des maladies et des accidents, dont les causes sont souvent hors de leur portée. Ce qui fait en sorte que les intervenants ont tendance à agir sur les symptômes et les manifestations de la maladie plutôt que sur leurs causes.

En outre, les systèmes de santé sont très complexes et en constante évolution. Ils doivent intégrer des connaissances et des technologies nouvelles et composer avec des professionnels qui détiennent une liberté d'action essentielle. Les populations qu'ils desservent se modifient. Ils sont confrontés à des épidémies, des cataclysmes, des accidents majeurs et d'autres événements imprévus.

Un système de santé peut être vu comme un organisme vivant dont l'existence se déroule sans arrêt, jour après jour, année après année. Toutes ses composantes sont interreliées. Si l'une des composantes est aux prises avec des problèmes, l'ensemble de l'organisme est affecté.

Depuis l'établissement des systèmes de santé au milieu du siècle dernier, la connaissance de ce qui conditionne leur performance a grandement évolué. Des façons de faire qui apparaissaient souhaitables au départ doivent aujourd'hui être modifiées ou remplacées à cause des nouvelles connaissances et de l'expérience acquises. Mais, comme dans tout autre domaine, la résistance naturelle au changement est forte et constante.

Le fonctionnement de l'être humain demeure encore largement méconnu. Toutefois, grâce aux immenses efforts consacrés à la recherche, les connaissances progressent. Ce qui hier apparaissait comme une vérité, un acquis, est remis en cause et remplacé aujourd'hui par une nouvelle avancée de la science ; de grandes zones inconnues demeurent malgré tout, tant sur le plan physique que mental. En conséquence, le progrès ne suit pas une ligne droite ascendante, mais plutôt une ligne en dents de scie plus ou moins prononcées.

Parmi les éléments qui contribuent directement au maintien et à l'amélioration de la santé, l'alimentation vient en tête de liste. Une alimentation saine et équilibrée est un gage de bonne santé. Ainsi, c'est principalement par cette voie que peuvent être contrés le diabète et l'obésité, ces fléaux de notre mode de vie. Vient ensuite l'exercice, qui est essentiel à tout âge. La marche demeure à cet égard le moyen le plus efficace de combattre la sédentarité.

Outre le manque d'exercice, d'autres grands risques sont susceptibles d'affecter sérieusement la santé. Ils sont liés à nos habitudes de vie — nous qui sommes des êtres d'habitudes. Le tabac, l'alcool et les drogues sont les principaux problèmes. Les dégâts qu'ils causent sont immenses. Comment ne pas sombrer dans la dépendance : voilà pour plusieurs la grande question.

Le stress est un autre facteur de risque. Comment composer avec les exigences de la vie en société sans tomber dans l'usage excessif de médicaments et la dépression ? Ce nouveau défi, bien que moins visible, fait de plus en plus de ravages.

Tous ces facteurs ont une telle incidence sur la santé que l'impact des systèmes curatifs sur l'état de la population demeure limité, malgré leur visibilité et les immenses ressources qu'ils absorbent. D'ailleurs, on le sait peu, mais au-delà d'un certain niveau, la simple addition de nouvelles ressources financières dans le système a peu d'impact sur la santé des populations.

Étant donné que le système de santé fait partie de notre vie quotidienne, nous sommes portés à oublier son envergure. Pourtant, il couvre toute la population sur l'ensemble de notre immense territoire. Il est en opération sans interruption, vingt-quatre heures sur vingt-quatre, sept jours par semaine. Il comporte des programmes de prévention, des services de traitement et de réadaptation, d'éducation, de formation et de recherche. Il est animé par quelque 290 000 travailleurs, parmi lesquels on compte 16 700 médecins et 106 900 infirmières et autres professionnels (techniciens, administrateurs, etc.). Il comprend environ 300 établissements de santé et 2 000 cabinets et cliniques médicales. C'est un système tellement vaste qu'il génère pas moins de 10 % de l'activité économique au Québec et 12,9 % de l'emploi. Aucun autre secteur d'activité ou entreprise ne présente une telle importance et une telle complexité.

L'amélioration de notre système de santé est en conséquence une question difficile qui ne peut se prêter à des solutions simples, faciles et rapides.

Des besoins non satisfaits

Aujourd'hui, en 2012, quelque 2 millions de Québécois n'ont toujours pas de médecin. Le problème est particulièrement aigu à Montréal. Pourtant, l'accès à un médecin de famille est d'une grande importance. C'est ce dernier qui pose le premier diagnostic et engage le traitement. En l'absence d'un médecin de famille, le patient est laissé à lui-même lorsque la maladie le frappe. De plus, les soins de première ligne, particulièrement ceux des médecins de famille, constituent l'assise de notre système de santé. C'est le début de la chaîne. Si ce maillon est défectueux, l'ensemble du système en subit les conséquences. Tout le monde est d'accord : l'organisation et le fonctionnement de ces soins est la priorité principale.

Dans un récent rapport, l'Institut national de santé publique du Québec constate que l'accessibilité aux soins de première ligne a régressé à Montréal et en Montérégie au cours des cinq dernières années. Selon l'Institut, même ceux qui ont un médecin de famille arrivent difficilement à le consulter. Des gens se plaignent également d'avoir dû payer des soins couverts par l'assurance maladie afin d'avoir accès à un médecin. C'est inquiétant. À mon avis, c'est la pire forme de médecine à deux vitesses, qui laisse pour compte une bonne partie des Québécois. Par rapport à l'objectif premier de l'assurance maladie, soit la protection de l'ensemble de la population, l'inaccessibilité constitue un échec majeur.

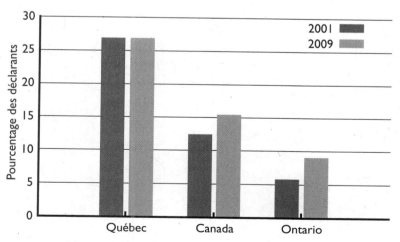

Une plus grande proportion de Québécois n'ont pas de médecin de famille habituel

Source : Le Québec économique 2011, *CIRANO, p. 348.*

La proportion de la population ayant un médecin de famille habituel, au Québec, est la plus faible au Canada. En 2009, ce taux s'établissait à 73 %, comparativement à 93 % en Nouvelle-Écosse et à 85 % dans l'ensemble du Canada. Entre 2001 et 2009, la proportion des Québécois déclarant ne pas avoir de médecin de famille habituel est passée de 24,1 % à 26,8 %, une hausse de 11,2 %.

Pourtant, comme le montre le tableau suivant, le Québec dispose d'un plus grand nombre de médecins par habitant que l'Ontario et le Canada. En 1979, la Belle Province comptait autant de médecins que dans l'ensemble du Canada et davantage qu'en Ontario. Trois décennies plus tard, on en dénombre 221 par 100 000 habitants au Québec, comparativement à 201 en Ontario et à 187 dans l'ensemble du Canada.

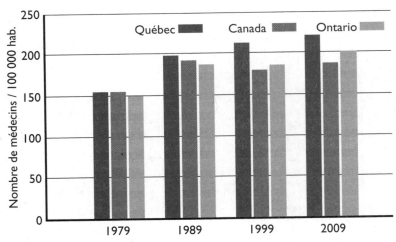

Le Québec dispose d'un plus grand nombre de médecins par habitant que l'Ontario et le Canada

Source : Le Québec économique 2011, *CIRANO*, p. 346.

Entre 1979 et 2009, le nombre de médecins par 100 000 habitants a donc connu une augmentation totale de 42,65 % au Québec contre 34,0 % en Ontario et 20,6 % dans l'ensemble du Canada.

Les urgences des hôpitaux continuent d'être engorgées. C'est que l'inaccessibilité des soins de première ligne et la concentration des ressources dans les urgences obligent un nombre élevé de patients à y avoir recours. Pourtant, comme nous le verrons plus loin, la majorité des soins prodigués à l'urgence devraient normalement l'être au niveau de la première ligne. De plus, le séjour moyen sur civière n'a pas diminué, principalement parce que les lits de courte durée sont occupés par des patients demandant des soins de réadaptation ou de longue durée (ce problème est particulièrement prononcé à Montréal et dans la région). Les patients attendent encore en moyenne plus de 17 heures avant d'être vus, comparativement aux 12 heures que le ministère de la Santé et des Services sociaux (MSSS) s'était fixées comme cible en 2003 — ce qui est déjà long. Dans les hôpitaux montréalais, les malades sur civière doivent patienter pas moins de 24 à 30 heures en fonction de l'hôpital, soit une journée entière. En Ontario, la cible est de 8 heures.

Selon un palmarès du journal *La Presse* publié en mai 2012, la situation dans les urgences s'est très légèrement améliorée au cours de la dernière année, l'attente moyenne sur civière passant de 17 heures 36 minutes à 17 heures 12 minutes. Au total, 22 hôpitaux ont vu leur situation s'améliorer ; mais un nombre égal d'établissements, principalement dans la région de Montréal, ont vu la leur se détériorer.

Les patients qui subissent cette attente sont souvent souffrants, sous le choc et angoissés. Normalement, ils devraient faire l'objet d'une attention particulière. Cependant, cette situation dure depuis si longtemps qu'elle est vue comme un état de fait. Elle ne suscite que peu de révolte ou d'indignation. La façon dont ces patients sont traités a pourtant quelque chose d'inadmissible. En entrant le matin dans certains de nos grands hôpitaux, j'ai eu l'impression de me retrouver dans un hôpital de l'Europe de l'Est avant la chute du mur de Berlin. Nous devrions avoir honte d'une telle situation.

À titre d'exemple, à la fin de 2011, le journal *La Presse* titrait discrètement, tellement c'est devenu une habitude, que les urgences de l'hôpital Maisonneuve-Rosemont débordaient. Alors que ces dernières sont organisées pour recevoir 54 patients, 93 personnes y séjournaient, pour un taux d'occupation de 172 %. Les ambulances avaient été refusées pendant quatre heures. Mais cela passe pratiquement pour un fait divers. La situation est telle qu'on estime qu'au cours des cinq dernières années 65 000 patients, exaspérés par l'attente, ont quitté les hôpitaux du CHUM sans avoir vu un médecin.

Quant aux délais pour des traitements ou des interventions chirurgicales, ils n'ont guère diminué eux non plus. Selon les données du Ministère au 31 mars 2011, près de 75 000 personnes étaient en attente d'une chirurgie, soit 56 781 pour une chirurgie d'un jour et 18 144 pour une chirurgie avec hospitalisation. Plus de 19 000 personnes attendaient depuis plus de six mois. L'Association canadienne de gastroentérologie précise notamment que les patients doivent compter au moins 225 jours avant de pouvoir subir une coloscopie. C'est 65 jours de plus que la moyenne canadienne. Ce qui est tout à fait inapproprié compte tenu de l'incidence élevée du cancer du côlon.

Et combien de patients devant avoir une chirurgie voient

leur intervention reportée à la dernière minute, faute de place ? Certains reports surviennent le jour même, alors que les patients sont déjà sur les lieux, prêts à subir leur intervention. Une personne que je connais a vu son opération pour des pontages reportée à trois reprises, toujours à la dernière minute. Chaque fois, elle a dû revivre les préparatifs et l'inévitable anxiété qui accompagnent ce genre d'intervention. On l'a finalement hospitalisée afin qu'elle soit sur place le jour de son opération et qu'elle ne se fasse pas supplanter par un patient provenant de l'urgence. Elle a ainsi passé trois semaines alitée avant de se faire opérer.

Enfin, la situation des personnes qui ont besoin de soins prolongés, que ce soit à domicile, en ressource intermédiaire ou en hébergement, n'est pas plus reluisante. Leur nombre augmente rapidement à cause du vieillissement de la population. À l'automne 2011, les médias faisaient état d'une centaine de lits occupés au CHUM par des patients en attente de soins de réadaptation, de soins palliatifs, de soins à domicile ou d'hébergement — des patients qui devraient normalement se trouver ailleurs que dans cet hôpital. Ce manque de ressources a pour effet notamment d'engorger les urgences et de reporter de nombreuses interventions chirurgicales, alors que plus de 9 000 patients étaient en attente d'une opération dans ce seul hôpital.

Selon l'Alliance sur les temps d'attente, le nombre de patients hospitalisés qui devraient plutôt recevoir des soins dans d'autres établissements est beaucoup trop élevé. Elle affirme que cette situation menace de submerger le système de santé, face à la marée montante de patients atteints de maladies dégénératives.

Dans l'état actuel des choses, l'organisation des soins n'est

évidemment pas à la hauteur. Comme on peut le voir, les problèmes qui se manifestent dans n'importe quelle phase de la
chaîne se répercutent en aval et en amont. La situation est telle
qu'il n'est pas exagéré de parler d'un véritable dysfonctionnement de notre système de santé.

Une première ligne inefficace

Au cours des dernières années, plusieurs initiatives ont été
lancées pour atténuer l'ampleur des problèmes d'accessibilité
des soins de première ligne. Nous avons vu naître notamment
les groupes de médecine familiale, les cliniques sans rendez-
vous, les cliniques de médecine préventive, les coopératives de
santé, les services contre paiement, les consultations par télé-
phone, qui sont tous des moyens de répondre à des besoins
insatisfaits et qui confirment, d'une façon, les multiples problèmes d'accès.

Nous avons pourtant suffisamment de médecins pour
desservir tous les Québécois. La province de Québec est celle
qui compte le plus de médecins par 100 000 habitants, on l'a
vu. En fait, nous en avons davantage que bien des pays où
l'accessibilité n'est pas un problème. Pourquoi est-il donc si
difficile d'avoir un médecin de famille ici ?

La raison principale est que les omnipraticiens consacrent
pas moins de 40 % de leurs activités hors de la première ligne,
notamment dans les hôpitaux et les centres de soins de longue
durée, qui offrent des conditions d'exercice plus attrayantes.
On constate de plus, depuis plusieurs années, une diminution
graduelle de leurs heures de travail. D'ailleurs, les heures
d'ouverture des cliniques sont généralement limitées ; ces

dernières sont fermées les soirs et les fins de semaine. Enfin, on compte au Québec une proportion légèrement plus faible d'omnipraticiens, c'est-à-dire les médecins de première ligne, qu'ailleurs au Canada, et un nombre de femmes médecins plus élevé. Plusieurs d'entre elles délaissent temporairement leur pratique pour des congés de maternité.

Bien des médecins réduisent leur nombre de jours de travail, soit en écourtant leurs semaines, soit en prenant des vacances plus longues. De l'avis de plusieurs, une rémunération élevée leur permet d'opter pour une charge de travail réduite, une plus grande liberté et une meilleure qualité de vie. Le fait que plusieurs couples comptent deux médecins accentue cette tendance. Enfin, le partage des tâches avec d'autres professionnels, particulièrement avec les infirmières, demeure limité au Québec, ce qui réduit la productivité des médecins de famille.

Répartition des médecins selon le sexe
et la spécialité médicale, 2009

	Québec (%)	Ontario (%)	Canada (%)
Hommes	59,1	65,6	64,3
Généralistes	25,7	29,3	30,3
Spécialistes	33,3	36,3	34,1
Femmes	40,7	34,3	35,5
Généralistes	23,7	18,8	20,7
Spécialistes	17,1	15,4	14,8
Total des médecins	100,0	100,0	100,0

Source : Le Québec économique 2011, *CIRANO*, p. 346.

Une qualité de soins insatisfaisante

La qualité des soins est tout aussi importante que leur accessibilité. En abordant cet aspect de la santé, je suis conscient de m'engager sur un terrain miné. En effet, discuter de qualité oblige à parler d'erreurs et d'accidents, un sujet que peu de personnes osent traiter ouvertement. Ceux qui abordent la question risquent d'être accusés de discréditer les médecins, les infirmières et les autres professionnels. Il est plus rassurant de croire que tous les soins sont de qualité. Chacun veut avoir confiance en son médecin et recevoir les meilleurs soins possible. Malheureusement, c'est loin d'être toujours le cas.

Au début des années 2000, une série de rapports a attiré l'attention sur la qualité des soins et la sécurité des patients. Aux États-Unis, deux rapports importants ont été publiés sous l'égide du réputé Institute of Medicine. Ils ont été suivis au Québec par le rapport Francoeur, qui confirmait le nombre trop élevé d'accidents évitables dans la prestation des soins. Personne n'en a contesté les conclusions, et rien ne permet de croire que la situation s'est améliorée depuis. Il est même loisible de penser que les fortes pressions exercées sur la charge de travail de nombreux intervenants ont pu avoir des effets négatifs sur la sécurité des patients. En 2004, le rapport Baker a présenté la situation dans l'ensemble du Canada. Enfin, d'autres rapports ont été publiés, notamment par l'Institut canadien d'information sur la santé (ICIS), qui jouit d'une bonne réputation de crédibilité et de rigueur.

Toutes ces études présentent des constats analogues. Selon le rapport Baker, l'incidence des événements indésirables (erreurs, accidents et incidents) dans les hôpitaux canadiens s'est élevée en l'an 2000 à 7,5 par 100 admissions. Pas moins de 36,9 % de ces événements auraient pu être évités. On a estimé qu'au Québec, pendant la même année, 24 187 événements indésirables se sont produits. De ce nombre, 6 479 auraient pu être évités, dont 670 décès. Enfin, on conclut que rien ne laisse croire que la nature, la gravité et la fréquence des accidents évitables au Québec soient différentes de celles qui existent ailleurs.

Le premier rapport sur la santé des Canadiens, publié en mars 2010 par le Conference Board du Canada, présente une appréciation de la qualité des soins produits par l'ensemble des systèmes provinciaux de santé. On y évalue le Canada et seize autres pays occidentaux au moyen de treize indicateurs concernant l'espérance de vie, la mortalité due aux causes les plus fréquentes, et la qualité et la sécurité des soins de santé. Le Canada s'y classe au dixième rang.

Tous les rapports vont dans le même sens. Face au changement, les systèmes de santé sont de moins en moins capables d'assurer le transfert des connaissances dans la pratique clinique et d'appliquer les nouvelles technologies de façon sécuritaire et appropriée. On souligne de plus que la majorité des erreurs ne découlent pas de la négligence des individus, mais plutôt des défauts des systèmes et des processus, qui amènent les soignants à commettre des erreurs ou les empêchent de les prévenir.

Ces quelques données montrent que des problèmes importants existent sur le plan de la qualité et de la sécurité des soins. Pour ma part, je ne compte plus le nombre de personnes qui m'ont confié avoir été victimes d'erreurs ou d'accidents plutôt sérieux. Seulement dans mon entourage, deux de mes amis ont été exposés à de trop longues durées de radiothérapie, et un autre a subi une perforation de l'intestin lors d'une intervention chirurgicale. Ils ont tous trois connu des fins de vie misérables. Le pire, c'est que chacun d'eux était convaincu que ces erreurs auraient pu être évitées. Mais, comme c'est souvent le cas, ils n'ont pas voulu intenter de poursuites, porter plainte ou ébruiter l'affaire. Puisque bien d'autres victimes adoptent probablement la même attitude, les mêmes erreurs sont susceptibles de se reproduire sans que rien soit fait pour corriger la situation.

En 2004, on a instauré un registre des événements indésirables dans les hôpitaux. Sept ans après sa mise en place, en décembre 2011, le ministère de la Santé a publié le premier *Rapport semestriel des incidents et accidents survenus lors de la prestation des soins et services de santé au Québec*. Le deuxième rapport, qui couvre la période du 1er octobre 2011 au 31 mars 2012, recense plus de 225 600 erreurs, accidents et incidents, dont pas moins de 123 ont été mortels. De plus, 121 personnes devront vivre avec des séquelles permanentes. C'est une véritable catastrophe qui, de façon surprenante, n'a suscité aucune réaction dans les médias.

Et il s'agit là d'un minimum : seulement les trois quarts des hôpitaux québécois ont participé, et les soins de première ligne ne sont pas inclus dans le registre. De plus, les patients en CHSLD (centres d'hébergement et de soins de longue durée) ne sont guère en mesure de se plaindre, par crainte de représailles de la part des intervenants. Compte tenu de ces limitations, le portrait est bien incomplet. Malgré tout, le rapport confirme sans équivoque que le risque d'erreurs, d'accidents et d'événements indésirables est bien présent dans notre système de santé.

Maintenant qu'un registre existe, il faut passer à l'étape suivante et comparer la performance des hôpitaux sur le plan de la qualité des soins. Sans une telle évaluation, tous les hôpitaux sont placés sur le même pied. Les plus efficaces ne reçoivent aucune considération particulière, et les moins performants ne font pas l'objet de plans de redressement. La population, qui est en droit de savoir, n'est pas informée.

Plusieurs facteurs peuvent être à la source d'événements indésirables. Avec les progrès de la médecine, la prestation de soins est devenue de plus en plus complexe. Elle est le fait d'équipes composées de plusieurs professionnels (médecins, infirmières, pharmaciens, techniciens, etc.) et a généralement lieu à l'intérieur de l'organisation élaborée qu'est devenu l'hôpital. Les équipements et les technologies sont de plus en plus sophistiqués, et les risques d'erreurs sont nombreux et variés. Enfin, des facteurs de nature administrative et organisationnelle peuvent intervenir.

À titre d'exemples, les événements indésirables peuvent être causés par une pratique désuète ou contre-indiquée, la mauvaise lecture d'un dossier ou d'une prescription, un diagnostic erroné, une dose de médicament inappropriée, un appareil mal utilisé ou mal calibré, la malpropreté des lieux, etc. Les rapports mettent particulièrement en relief le niveau élevé d'erreurs associées aux médicaments. Au cours de mes consultations, on m'a affirmé qu'elles étaient la cause d'au moins 10 % des hospitalisations — un pourcentage que je n'ai malheureusement pas pu vérifier.

Ces événements peuvent entraîner des conséquences allant du simple malaise à l'aggravation et à la prolongation de la maladie, à une diminution de la qualité de vie, à l'invalidité et même au décès. Dans la grande majorité des cas, les proches des victimes subissent eux aussi des conséquences difficiles à supporter. Le système de santé lui-même est également touché, les événements indésirables provoquant des séjours prolongés à l'hôpital et d'importantes dépenses additionnelles. Les intervenants qui sont en cause se sentent souvent coupables. Tout cela coûte très cher en vies humaines, en complications cliniques, en ressources humaines, financières et matérielles, et en inquiétude.

Une piètre performance

On doit tout de même se demander à quel niveau se situe notre système de santé public, sur le plan de la performance globale. Toutes les études, tous les rapports sur la performance des systèmes de santé des pays occidentaux placent le Québec et le Canada parmi les moins performants. Les conclusions qui s'en dégagent le confirment nettement.

Ainsi, au Québec, le Commissaire à la santé et au bien-être a publié au printemps 2010 un rapport sur la performance de notre système de santé et de services sociaux. Son constat est sans équivoque : le Québec, comparativement au reste du Canada, a une performance globalement défavorable.

En 2007, le Commonwealth Fund publiait une étude qui plaçait le Canada au sixième rang sur sept pays, dont la France, la Grande-Bretagne, le Danemark et la Finlande, en matière d'accès aux soins. Sur le plan de la coordination des soins, le Canada se trouvait au dernier rang, avec les États-Unis.

En 2000, c'est l'Organisation mondiale de la santé (OMS) qui évaluait la performance générale des systèmes de santé. Le Canada était classé au 30e rang parmi les 191 pays membres, devant les États-Unis (37e), mais loin derrière la France (1er), le Royaume-Uni (18e) et la Suède (23e).

L'Institut canadien d'information sur la santé publie également des données utiles sur la performance relative des systèmes des provinces. Malheureusement, le Québec ne participe pas à cet exercice. Rien toutefois ne permet de croire qu'il fait meilleure figure que l'ensemble du Canada.

Nous devons tirer la conclusion qui s'impose. Aussi grandes soient-elles, les ressources financières injectées dans notre système de santé n'ont pas eu d'effets dignes de mention sur l'accessibilité, la qualité et la sécurité des soins, ni sur la performance du système, trop faible à plusieurs égards. L'évidence est bien malheureuse : l'état de notre système de santé est inacceptable.

2

Les causes du dysfonctionnement

Plusieurs causes ont contribué à mener notre système de santé à son état actuel. Parmi celles-ci, certaines m'apparaissent avoir eu une influence déterminante, dont la Loi canadienne sur la santé.

La Loi canadienne sur la santé

Cette loi énonce cinq critères auxquels les régimes des provinces doivent se conformer pour recevoir la participation financière du gouvernement fédéral : universalité, intégralité, accessibilité, transférabilité et administration publique. Elle a été amendée en 1984 afin d'interdire clairement le paiement de frais modérateurs par les usagers et la facturation d'honoraires par les médecins en plus de ceux couverts par les régimes provinciaux. Depuis, la Loi canadienne sur la santé n'a pas fait l'objet de modifications significatives.

Cette réglementation est devenue essentiellement une loi financière. Elle établit les conditions de la participation du gouvernement fédéral au financement des systèmes de santé des provinces. Toutefois, contrairement au sentiment largement répandu, le gouvernement fédéral n'a pas de pouvoir coercitif lui permettant d'imposer les critères de la loi. Il ne peut qu'appliquer des sanctions sous forme de réduction de ses contributions financières. Autrement dit, si une province ne se conforme pas aux critères de la loi et que les transferts financiers sont maintenus, c'est le gouvernement fédéral, et non celui de la province, qui n'applique plus la loi.

Plusieurs analystes ont signalé au cours des années le caractère imprécis de la Loi canadienne sur la santé, qui a pour effet d'ouvrir la porte à diverses interprétations. Le rapport de la commission Clair notait à ce sujet : « Il n'est pas surprenant qu'au Québec, comme ailleurs au Canada, il n'y ait plus personne qui sache au juste quels sont réellement les services assurés, dans quel délai, par qui et dans quelles circonstances ils doivent être produits, sans recourir à un juriste. »

À titre d'exemple, l'administration du régime doit être faite par une autorité publique sans but lucratif. Comme la loi ne dit rien au sujet des autres composantes du système, toutes les interprétations sont possibles. Ainsi, il y a quelques années, le gouvernement de l'Alberta a voulu favoriser le développement d'une gamme de services plus large dans des cliniques médicales de soins ambulatoires. Les adversaires de cette initiative ont alors invoqué — avec succès — le fait que les cliniques n'étaient pas des organismes sans but lucratif. Pourtant, la loi est silencieuse sur cette question.

On signale également que le principe de l'intégralité, soit la couverture intégrale des soins médicaux, n'empêche pas l'existence de différences significatives entre les provinces. Au Québec, l'imagerie médicale n'est pas couverte dans les cliniques de radiologie, alors qu'elle l'est dans d'autres provinces.

On doit conclure que c'est davantage l'interprétation des critères que le contenu même de la loi qui a façonné les systèmes de santé des provinces. Comme la loi a un caractère punitif, les gouvernements provinciaux ont voulu éviter d'y contrevenir. L'interprétation rigide des critères a toutefois eu des effets pervers importants. Par exemple, pour recevoir l'aide financière du gouvernement fédéral, les soins médicaux et hospitaliers doivent être couverts par le régime d'assurance maladie. La Loi canadienne sur la santé privilégie ainsi les soins médicaux et hospitaliers par rapport aux autres types de soins, et exige que l'accès à ces soins ne soit pas empêché par des obstacles financiers. Pour cette raison, les provinces ont longtemps négligé le développement des soins ambulatoires, des soins de première ligne et du maintien à domicile. La domination des hôpitaux dans notre système de santé provient en grande partie de cet aspect de la loi canadienne.

Ainsi, tous les frais liés aux hospitalisations sont couverts. Par contre, les mêmes frais ne sont pas couverts lorsque les soins sont donnés dans une clinique au lieu d'un hôpital, ce qui a pour effet de favoriser indûment le traitement hospitalier, pourtant plus dispendieux. Dans tous les autres pays, au contraire, la voie ambulatoire est privilégiée pour des raisons d'efficacité et de coût.

L'expérience d'un grand nombre de pays montre qu'il est possible de corriger certains profils de consommation de soins par l'imposition de contributions ciblées, payables par les usagers. La loi canadienne interdit catégoriquement une telle pratique. Pourtant, l'OMS recommande que soient définies les obligations des individus de participer aux frais en contrepartie de leur droit à la prestation de soins.

Selon le critère de l'intégralité, un régime provincial doit couvrir tous les services de santé fournis par les hôpitaux et les médecins. Ce principe, tel que défini, ne semble pas permettre la remise en question de l'efficacité et de l'efficience de certains soins. Par exemple, la désassurance ou l'exclusion de la couverture de certains soins courants pour des affections mineures pourrait être un moyen tout à fait justifié de réduire les coûts du système et de rediriger les fonds vers des besoins essentiels.

Ces exemples mettent en évidence le fait que la Loi canadienne sur la santé a eu des effets très structurants sur notre système de santé. L'interprétation rigide de la loi a fait en sorte que la couverture des systèmes provinciaux est demeurée fondamentalement la même qu'à l'origine, malgré les changements profonds dans les connaissances, les technologies, les modes de dispensation des soins et les attentes des personnes. Les provinces, y compris le Québec, n'ont pas osé s'engager dans certaines mesures qui auraient été souhaitables sur le plan de l'efficacité, de l'efficience et même de la qualité des soins. Le fait que seuls les soins hospitaliers et médicaux soient visés par la loi canadienne, notamment, a des conséquences négatives pour un grand nombre de personnes.

Ainsi, le critère du « médicalement requis » qui a été utilisé à l'origine pour définir la couverture de l'assurance maladie n'est plus en accord avec la réalité. Aujourd'hui, les soins sont produits en équipe, ils exigent souvent l'apport de services sociaux ou communautaires, et la prise en charge et le suivi des patients dans un continuum qui dépasse le concept du « médicalement requis ». Pour s'en convaincre, on n'a qu'à songer aux soins à domicile ou au traitement des malades chroniques.

De plus, selon les hasards de la vie et de la maladie, certains citoyens peuvent bénéficier de soins complètement couverts alors que d'autres doivent faire face à des dépenses de santé élevées pour des soins et services autres que les soins médicaux et hospitaliers. Je pense notamment aux services et aux traitements pour les enfants qui ont des problèmes de développement et d'apprentissage, aux soins dentaires et aux services psychologiques : pour plusieurs, ils sont sûrement inaccessibles en raison de leur coût élevé. Pourtant, lorsqu'on songe aux avantages qui peuvent en découler à long terme, on comprend que ces soins et services sont nettement plus importants que bien d'autres soins médicaux mineurs, tels ceux pour les rhumes et les coupures.

Pour ces raisons, la Loi canadienne sur la santé devrait faire l'objet d'une révision en profondeur. Mais nous savons que c'est peine perdue. Un tel exercice n'aura pas lieu : les Canadiens des autres provinces considèrent cette loi comme un symbole de notre identité nationale, comme une vache sacrée. À défaut de mettre l'accent sur la personne, la qualité des soins, la sécurité des patients, la performance et l'utilisation efficace des ressources financières, on devrait à tout le moins adapter les critères de la loi pour les rendre plus conformes à la réalité contemporaine. On devrait aussi retirer son caractère punitif, qui n'a définitivement plus sa place.

Au Québec, comme dans les autres provinces, notre système de santé public est profondément enraciné. La très grande majorité de la population le considère comme un acquis fondamental. Aucun gouvernement n'oserait le modifier d'une façon qui irait à l'encontre de la volonté de la population.

La plupart des pays occidentaux ont modifié et adapté leur système de santé de manière importante, afin d'améliorer l'accès et la qualité des soins ainsi que la performance des systèmes, et de maintenir la croissance des dépenses de santé à un niveau acceptable. Le temps est plus que venu de suivre leur exemple et de bénéficier de leur expérience.

Une gouvernance inefficace

Notre système de santé, lui, a connu une transformation lente et graduelle. Sur le plan de la gouvernance, une lourde bureaucratie s'est installée, autant au sein du Ministère que dans les instances régionales et dans les hôpitaux. Par exemple, on compte plus de 14 000 cadres, dont les salaires s'élèvent à plus de 1 milliard de dollars. Les processus de décision et de contrôle se sont centralisés et touchent tous les niveaux du système de santé. La réglementation est devenue de plus en plus lourde et tatillonne. Au lieu de se concentrer sur leurs missions respectives, le Ministère et les dix-huit régies, remplacées par les agences régionales, se sont engagés dans la microgestion à distance des hôpitaux et des cliniques. Enfin, les budgets détaillés et les conventions collectives négociées centralement n'ont laissé qu'une marge de manœuvre limitée aux conseils d'administration et aux gestionnaires des établissements.

L'implication du Ministère à tous les niveaux fait en sorte que la mission et les responsabilités des agences et des établissements sont vagues. Chaque niveau a une part de responsabilité, mais on ne peut jamais vraiment imputer un problème à une instance en particulier. Cet état de fait a eu comme conséquence de déresponsabiliser les décideurs et de provoquer une politisation excessive de la santé à des fins partisanes. Bien souvent, on tient le ministre pour coupable d'événements sur lesquels il n'a aucune emprise. On va lui reprocher un incident malheureux qui s'est produit dans un hôpital, alors que c'est nettement l'hôpital qui devrait être blâmé.

Dans les établissements, la priorité est donnée, sous la pression du Ministère, au non-dépassement des budgets. La poursuite d'objectifs définis en ce qui concerne la réduction de la maladie et le rétablissement de la santé est reléguée au second plan. Tous les établissements, performants ou non, sont en pratique placés sur le même pied. Contrairement à ce qu'on voit dans les autres domaines d'activité, ils ne font pas l'objet d'évaluations. Et comme ils sont en position de monopole, peu les motive ou les encourage à améliorer leur performance.

Partout dans la société, la mesure de la performance est vue comme un outil qui permet de perfectionner les façons de faire. Dans notre système de santé hautement centralisé, il s'est développé une culture adverse à l'évaluation de la performance. En définitive, notre système de santé ne favorise aucunement l'adaptation à un contexte en constante évolution, l'initiative, l'innovation et la poursuite de la performance et de l'excellence.

L'influence des groupes d'intérêt

Dans notre système de santé, il existe une multitude d'organismes, de syndicats professionnels, de fournisseurs, de sociétés identifiées à des maladies et de groupes communautaires. Chacun défend âprement ses intérêts et sa place dans le système. Un équilibre s'est développé entre eux. Comme dans un jeu de dominos, si l'un bouge, les autres doivent s'ajuster. Toute tentative de changement se bute ainsi à de fortes résistances, inévitablement.

Un événement récent est révélateur à cet égard. On se souvient que les omnipraticiens ont réclamé, au cours de la ronde de négociations de 2012, une diminution de l'écart entre leurs revenus et ceux des spécialistes. Cela a provoqué un dur débat entre les groupes sur la charge de travail des omnipraticiens. Nous avons vu le ministre de la Santé, Yves Bolduc — qui aurait dû demeurer neutre —, et le président de la Fédération des médecins spécialistes, Gaétan Barrette, s'affronter et s'accuser sans réserve. Dans ce débat, il était bien difficile de percevoir qui se souciait des patients et des contribuables. Ce qui est plutôt évident, c'est que la somme des intérêts des groupes de pression ne concorde pas avec l'intérêt général. Pour moi, le message est simple : toute tentative de changement à l'ordre établi se bute à d'importantes résistances. Sauf de rares exceptions, les consensus et les compromis visent davantage à maintenir la paix entre les groupes de pression qu'à servir l'intérêt public.

La situation peut être différente lorsque l'impératif de changement est devenu trop évident. L'entente conclue au printemps 2012 entre les médecins et les pharmaciens, qui élargit quelque peu le champ d'action de ces derniers, constitue un bon exemple. La possibilité pour les pharmaciens de renouveler des ordonnances et, au besoin, de prescrire des médicaments ne pouvait plus être reportée tellement cela était devenu nécessaire. Ce qui n'a pas empêché un porte-parole du Collège des médecins d'affirmer que cette entente faisait œuvre de pionnier !

Encore en 2012, la remise en question par les entreprises pharmaceutiques de la toute première recommandation de l'Institut national d'excellence en santé et en services sociaux (INESSS) sur les médicaments pour le traitement du cancer constitue un autre exemple frappant. Après avoir analysé de façon rigoureuse sept nouveaux médicaments pour le cancer, l'INESSS a recommandé au ministre l'acceptation de trois médicaments et le rejet des quatre autres. Selon l'Institut, les minces avantages qu'ils pouvaient comporter ne justifiaient pas le prix extrêmement élevé demandé par les compagnies pharmaceutiques. Le ministre a accepté l'ensemble des recommandations de l'INESSS. Mais sous la pression de groupes soutenus financièrement par l'industrie pharmaceutique, il est revenu sur sa décision et a accepté d'engager des négociations avec les compagnies, qui, j'en ai bien peur, ne lâcheront pas facilement le morceau. L'industrie a ainsi réussi à créer un précédent qui viendra hanter les futures décisions de l'INESSS, et qui a évidemment miné sa crédibilité.

Enfin, les centrales syndicales professionnelles, fortes du monopole que leur accorde notre système public, ont réussi à convaincre une partie de la population qu'elles défendent avant tout le bien commun. Sous le couvert de cette noble cause, elles peuvent ainsi combattre tout ce qu'elles considèrent comme des menaces à leur chasse gardée. La levée de boucliers contre le transfert des services d'ophtalmologie vers une clinique médicale spécialisée, en 2011, en témoigne éloquemment. Il est clair que ce type de résistance n'a pour but que de protéger des emplois syndiqués à l'intérieur des hôpitaux.

Les méfaits de la centralisation

J'ai discuté plus haut des risques que présente la centralisation excessive du pouvoir de décision au sein du ministère de la Santé. Cette situation conduit à des décisions qui procèdent du haut vers le bas, le *top-down*, alors que, logiquement, elles devraient être prises au niveau où elles seront mises en application. Elle fait naître de grands projets conçus au sommet de la pyramide, auxquels une foule d'initiatives locales auraient été préférables.

L'exemple suivant illustre bien ce danger. En 2005, le Ministère a lancé en grande pompe l'ambitieux projet Dossier de santé du Québec, le DSQ. Un budget de 537 millions de dollars lui a été attribué, afin de rendre accessibles des informations tels les résultats d'examens de laboratoire et de radiologie ou le profil pharmaceutique du patient. L'objectif était de faire en sorte que chaque Québécois soit doté d'un DSQ en 2010.

Le Ministère avait décidé de prendre cette voie malgré l'échec spectaculaire d'un projet précédent de même nature, celui de la carte à puce. Ce dernier avait causé de sérieux retards dans l'informatisation nécessaire de la santé et avait coûté aux contribuables des dizaines de millions, en pure perte.

Or, voilà que, six ans après le lancement du DSQ, le vérificateur général nous apprenait que ce grand projet du Ministère ne sera pas terminé avant 2016. Selon ses propres termes, l'estimation des coûts était « non crédible ». Pire encore, l'informatisation du réseau ne pourra être complétée qu'à un coût astronomique, dépassant le milliard de dollars, soit deux fois l'estimation de départ. Donc, s'il n'y a pas d'imprévus, le projet sera complété pas moins de onze années après son lan-

cement. Et certaines questions demeurent. Comment peut-
on expliquer les centaines de millions dépensés pour le projet
inachevé du DSQ ?

Comme démonstration du danger des projets trop ambitieux et des décisions prises au sommet, c'est réussi. Il me
semble pourtant évident que la priorité aurait dû être donnée
au Dossier patient électronique, le DPE. Contrairement au
DSQ, qui est implanté du haut vers le bas et qui comporte une
conformation limitée, le DPE regroupe l'ensemble des informations cliniques essentielles concernant le patient et permet
aux professionnels impliqués d'y accéder — un outil extraordinaire créé grâce aux technologies de l'information. Il rend
plus faciles et efficaces la prise en charge et le suivi du patient,
et la communication par Internet entre la première ligne et les
médecins spécialistes. L'information véhiculée est instanta-
née, exacte et accessible, contrairement au griffonnage du
médecin dans un dossier papier. Enfin, le processus d'évaluation des résultats devient, avec le DPE, beaucoup plus efficace
et facile d'exécution, en plus d'être moins coûteux.

Les établissements hospitaliers et les cliniques auraient dû
être incités à implanter eux-mêmes le DPE. D'ailleurs, certains en avaient déjà pris l'initiative puisque la technologie,
beaucoup moins complexe, était déjà connue. Son implantation aurait permis d'impliquer une foule d'intervenants au
niveau des établissements. Les patients en bénéficieraient
déjà. On aurait épargné littéralement des centaines de millions. Mais le Ministère rêvait d'un grand projet et voulait
réinventer la roue.

À l'extérieur, des réseaux de la santé comme ceux du
Danemark ou de l'organisation Kaiser Permanente, qui jouit
d'une excellente réputation aux États-Unis, sont complète-

ment informatisés depuis des années. Les Danois ont tous leur dossier patient électronique. De toute évidence, l'informatisation d'un réseau est loin d'être mission impossible. Dans une population responsable et éduquée, cet outil extraordinaire permet aux personnes de se prendre elles-mêmes en charge et de participer activement au maintien de leur santé. D'autant plus que les technologies de l'information constituent un secteur de pointe dans lequel les Québécois font leur marque.

La saga du DSQ constitue un échec monumental dont les conséquences, de façon surprenante, passent inaperçues. Le Ministère va-t-il apprendre un jour à se fier à la base de la pyramide pour la mise en œuvre de projets se situant au niveau de l'action et non à Québec ? Va-t-il apprendre à se fier à ceux qui animent le système de santé ?

La domination des hôpitaux

Les hôpitaux dominent notre système de santé. Les activités y sont de plus en plus concentrées. Alors que l'introduction dans le système et la prise en charge des patients devraient s'effectuer en première ligne, les urgences sont devenues, sous l'impulsion du Ministère, une importante mais inefficace porte d'entrée. Au lieu de déployer les soins ambulatoires, le Ministère a pour politique de concentrer les soins dans les hôpitaux, malgré l'évidence qu'une première ligne efficace donne de meilleurs résultats à des coûts inférieurs. Selon le Commissaire québécois à la santé, dans notre système, 50 % des consultations pourraient être effectuées en clinique. Mais l'accent sur les services hospitaliers est si important que plusieurs ont le réflexe de se rendre directement à l'urgence pour des problèmes mineurs, qu'ils pourraient traiter eux-mêmes grâce à Info-Santé ou qui ne nécessiteraient qu'une visite dans une clinique de première ligne.

Si la préoccupation première était le patient, on opterait pour la décentralisation des soins hors des hôpitaux et à proximité des milieux de vie. Non seulement seraient-ils plus facilement accessibles, mais le risque d'infection serait considérablement réduit. On ne peut ignorer les épisodes de plus en plus nombreux d'infection et de contagion dans les hôpitaux. D'ailleurs, combien de personnes craignent d'aller à l'hôpital de peur d'y attraper un virus ou une bactérie ? Des médecins mettent eux-mêmes les gens en garde contre les visites aux urgences afin d'éviter les risques d'infection. Mais dans notre système de santé, malheureusement, ce qui prédomine, c'est la volonté de structurer et de centraliser de façon à contrôler davantage. La preuve : le nombre de cadres dans le réseau ne cesse d'augmenter, comme on l'a vu précédemment.

Ce gonflement de l'importance des hôpitaux fait aussi en sorte qu'ils sont vus dans les régions comme des créateurs d'emplois. Mais comme il n'existe pas de programme d'évaluation de leur performance, il n'est pas possible de connaître le coût additionnel qui résulte des emplois créés dans cette perspective.

Un gouffre financier

Depuis une dizaine d'années, les dépenses publiques en santé augmentent de 6 à 7 % par année. Par contre, la croissance des revenus du gouvernement n'a été que de 4 % en moyenne. Les dépenses ont ainsi excédé les revenus de 2 à 3 % par année. Leur effet cumulatif est donc considérable. Ainsi, alors qu'au début des années 1980 les dépenses en santé représentaient 30 % des dépenses de programmes gouvernementaux, elles atteignent maintenant 47,5 %, bientôt la moitié du total ! Cela sans compter les importants déficits, autorisés ou non, dans plusieurs grands hôpitaux.

Le graphique qui suit montre que, si la tendance se maintient, l'écart entre les revenus du gouvernement et les dépenses publiques en santé va prendre de plus en plus d'importance. Nous faisons face à un véritable gouffre.

Pour l'année en cours, soit 2012-2013, le budget de la santé et des services sociaux s'élève à 31,1 milliards, comparativement à 17,8 milliards en 2002-2003, l'année où les libé-

**Projection des dépenses publiques en santé,
2007-2008 à 2017-2018 (en milliards de dollars)**

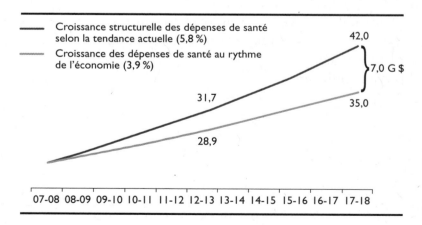

Source : Ministère des Finances du Québec.

raux sont arrivés au pouvoir. Il s'agit d'une augmentation de 75 % en dix ans. Malgré cette injection massive de capitaux, notre système de santé n'a marqué aucun progrès significatif. En fait, l'addition répétée de fonds a plutôt permis de prendre le chemin de la facilité et de reporter à plus tard les changements nécessaires. Or, les nouveaux médicaments et les technologies toujours plus sophistiquées, le vieillissement de la population, les demandes de soins de citoyens mieux informés, la rémunération des médecins et des autres professionnels sont autant de causes qui vont continuer de pousser fortement les dépenses vers le haut.

Le déséquilibre chronique entre dépenses et revenus gouvernementaux a notamment pour effet de priver, depuis des années, tous les autres ministères, même les plus importants, de budgets adéquats pour assumer leurs responsabilités. Ils ne peuvent s'acquitter pleinement de leur mission dans des domaines essentiels comme l'éducation, la culture, l'immigration, les infrastructures, les services à l'enfance et aux personnes âgées, etc. Inévitablement, la qualité des services en souffre, notamment dans des secteurs où nous devrions redoubler d'efforts, comme l'éducation et le soutien aux familles à faible revenu. De plus, on ne doit pas l'oublier : le vieillissement accéléré de la population, avec l'arrivée dans la soixantaine des enfants d'après-guerre, va irrémédiablement accentuer le déséquilibre et ses conséquences. Comme le montre le tableau suivant, les dépenses en santé augmentent avec l'âge.

La santé constitue le problème numéro un des finances publiques, affirmait en 2007 la ministre des Finances, Monique Jérôme-Forget. Ce l'est tout autant aujourd'hui, et la situation a même empiré. Le déséquilibre en santé est clairement insou-

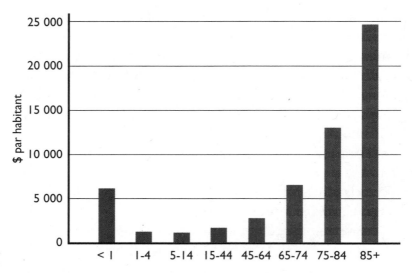

Dépenses en santé par groupe d'âge, 2009

Source : Institut canadien d'information sur la santé, Tendances des dépenses nationales de santé, 1975 à 2011.

tenable. Il n'y a pas d'autre avenue possible : le taux de croissance des dépenses publiques en santé doit être réduit. Leur croissance doit être ramenée à celle de la richesse collective ou de son équivalent, les revenus de l'État. Concrètement, cela signifie que ces dépenses doivent augmenter de 3 à 4 % par année plutôt que de 6 à 7 % comme dans les dix dernières années. Cela va exiger des changements majeurs.

Notre système de santé fonctionne à l'encontre des principes d'une saine gouvernance. Force est de constater que, malgré les sommes consenties et leur augmentation rapide, sa performance ne progresse pas. Contrairement aux autres secteurs de l'activité humaine, le système de santé ne s'est pas suffisamment adapté aux nouvelles exigences d'un monde en constante évolution. Il est paralysé dans un *statu quo* stérile.

De toute évidence, le Ministère n'a pas de plan sérieux pour ralentir la croissance des dépenses et remettre le système sur pied. La moitié du budget du gouvernement est dépensée de façon nettement inefficace. Il est inacceptable que le ministère le plus important, qui accapare la moitié des dépenses, soit ainsi géré. Année après année, des centaines de millions de dollars, éventuellement des milliards, pourraient être économisés et utilisés pour répondre à une foule de besoins pressants.

Des solutions connues

Depuis l'établissement de l'assurance maladie, il y a maintenant plus de quarante ans, le contexte socioéconomique a profondément changé. Les sciences de la vie et de la santé ont fait d'énormes bonds. Pour ces raisons, la presque totalité des pays occidentaux ont senti le besoin de réformer leur système de santé, de façon que la population bénéficie des derniers progrès scientifiques et technologiques et que les immenses ressources humaines et financières qui leur sont consacrées soient utilisées de façon optimale.

L'analyse de ces réformes fait ressortir un trait commun d'une importance capitale : les valeurs d'universalité, de solidarité et d'équité ont été préservées, mais les façons de faire ont été adaptées aux réalités du XXIᵉ siècle. Les changements n'ont pas été effectués sans difficulté, il y a eu d'inévitables résistances. Heureusement, les résultats obtenus montrent que l'adaptation des systèmes est possible sans que soient touchées les valeurs de base.

Au Québec, les changements qui s'imposent depuis longtemps sont connus. Ils ont été identifiés au cours des dernières années par des groupes de travail qui ont scruté notre système de santé sous tous ses angles (voir les rapports Deschênes en 1996, Arpin en 1999, Clair en 2000, Ménard en 2005 et Castonguay en 2008). Les grandes orientations qu'ils proposent se complètent, chacun poussant un peu plus loin l'analyse de certains aspects, et leurs conclusions vont toutes dans le même sens. De façon particulière, ils insistent tous sur le rôle stratégique de la première ligne.

Les constats dressés dans ces rapports ont été accueillis de façon positive. Ils ont donné lieu à d'innombrables conférences, colloques et séminaires qui ont permis d'établir de larges consensus sur les orientations souhaitables. Plusieurs pays, dont le Danemark, la Suède et la Finlande, sont d'ailleurs engagés dans des voies analogues, et les résultats sont probants.

Selon chacun de ces rapports, des changements majeurs sont nécessaires. Mais malgré cette unanimité, la plus grande partie des propositions sont restées lettre morte. Pire encore, la tendance s'est poursuivie vers la centralisation, l'alourdissement de la réglementation, l'expansion de la bureaucratie et la concentration des activités dans les hôpitaux. Bien qu'ils aient exigé une quantité considérable de travail et qu'ils aient entraîné des coûts non négligeables, ces rapports ont été largement ignorés par le gouvernement. Je sais pertinemment que le rapport de mon Groupe de travail sur le financement du système de santé a été, suivant une directive du premier ministre Jean Charest, rejeté dès sa parution, non pas à cause de son contenu mais de peur que notre proposition de hausser la TVQ de 0,5 % n'indispose les électeurs avant la tenue d'une élection. Or, depuis, la TVQ a été haussée de 2 % !

Mais les différents rapports établis ne sont pas les seules sources d'information. L'expérience des pays de l'OCDE est également riche en enseignements. Tous les pays sont confrontés à une hausse des dépenses en santé. On prévoit que les pressions croissantes vont continuer de s'exercer en raison notamment du vieillissement de la population, des progrès scientifiques et technologiques, et des attentes grandissantes des patients et de la population en général. Le défi qui se pose partout : comment faire pour obtenir de meilleurs résultats en termes d'accès, de qualité et de sécurité tout en maîtrisant la hausse des dépenses des systèmes de santé ?

D'abord, il faut retourner à la base et se rappeler que la santé comprend plusieurs éléments qui, à des degrés divers, ont une influence sur l'état de la population en général et des personnes en particulier. Cela nécessite de situer la notion de santé qui fait l'objet des systèmes, par rapport au concept global de la santé.

Dans les pays occidentaux, on s'accorde sur le fait que c'est sur le plan des déterminants de la santé que peut être obtenue la meilleure amélioration de la santé : les plus importants sont les revenus des particuliers et des ménages, l'éducation, le logement et les habitudes de vie. Au niveau suivant, l'hygiène publique joue un rôle essentiel. Il s'agit des politiques et mesures touchant la qualité de l'eau, le traitement des déchets et des eaux usées, la qualité de l'air, etc. Elles jouent un rôle capital principalement en ce qui a trait à la préservation de la santé et la prévention de la maladie.

Le système de santé constitue la troisième grande composante de cet univers. C'est lui qui retient le plus l'attention, car il est axé sur la maladie, avec tous les sentiments négatifs qu'elle suscite, et les sommes qui lui sont consacrées sont les plus visibles parmi l'ensemble des dépenses en santé. Dans tous les pays, les systèmes de santé comptent plusieurs composantes qui ont trait à la prévention, au traitement et à la réadaptation, tant sur le plan physique que mental. Ce sont des systèmes complexes, car ils doivent s'étendre à l'ensemble des territoires, fonctionner en tout temps et couvrir tous les citoyens sans exception. Pour qu'ils soient dynamiques et performants, leurs composantes doivent être interreliées et équilibrées, et former des organisations fonctionnelles.

L'expérience démontre qu'une limitation trop prolongée de l'offre de soins (par exemple, la limitation des inscriptions en médecine) comme moyen de freiner la hausse des dépenses vient affecter négativement la performance des systèmes et introduire des distorsions dans l'allocation des ressources. Il en résulte des délais, du stress et de l'aggravation pour les patients — des inconvénients qui touchent aussi le personnel des établissements. À long terme, le rationnement entraîne inévitablement une augmentation des dépenses et agit négativement sur l'accès et la qualité des soins, mais également sur l'économie (absentéisme pour maladie, délais dans le retour au travail, etc.).

Confrontés à cette réalité, nombre de pays se sont tournés vers l'introduction de mesures liées à l'offre afin d'accroître l'efficience de leur système. Les résultats obtenus confirment la justesse d'une telle approche. Cette dernière est fondée sur l'idée que la seule façon de contrôler les coûts et d'accroître la quantité et la qualité des soins consiste à améliorer la performance des systèmes de santé. D'ailleurs, l'OMS confirme que pour favoriser des objectifs de qualité, de pertinence, d'efficience et d'équité, tant dans l'allocation que dans l'utilisation des ressources, des mécanismes de gouvernance et d'incitation doivent être mis en place. Voici quelques-uns de ces mécanismes :

1) La plupart des pays industrialisés ont procédé à une modification de leur rapport avec les établissements en introduisant un mode de financement axé sur les services rendus. Ils ont dissocié la fonction d'acheteur de celle de prestataire de services. Ce nouveau mode de financement permet de définir plus clairement les responsabilités au sein du système de santé et, potentiellement, d'assurer une meilleure gouvernance. Il replace le patient au centre du système.

2) On envisage aujourd'hui la prévention dans une perspective beaucoup plus vaste que sa dimension clinique, car on sait qu'une population en meilleure santé est en meilleure position sur les plans de l'emploi, de la productivité et du niveau de vie. En haussant les ressources allouées à la prévention, les pays reconnaissent, outre ses effets directs sur la santé, sa capacité de réduire les besoins en soins curatifs et son effet positif sur les dépenses en santé.

3) L'analyse des meilleurs systèmes de santé à travers le monde démontre sans aucun doute que leur réussite repose d'abord sur une première ligne forte et efficace. Des services de première ligne accessibles et axés sur le patient permettent d'offrir des soins de qualité, de désengorger les hôpitaux et de réduire les coûts de l'ensemble du système de santé.

4) Les résultats obtenus prouvent que l'adoption des technologies de l'information et l'informatisation des pratiques médicales améliorent l'efficience des systèmes de santé en augmentant les possibilités de coordonner les soins, en en améliorant la qualité et en limitant les examens médicaux redondants.

3

Un système axé sur la personne

En tant que ministre de la Santé, j'ai voulu établir l'assurance maladie sur des fondements solides dès le départ, en créant un régime public couvrant les soins médicaux pour l'ensemble de la population, sans égard aux revenus. Ce faisant, je venais en quelque sorte de consacrer les principes de solidarité, d'universalité et d'équité qui, avec le passage du temps, prendraient le statut de valeurs et deviendraient intouchables.

Pour moi, ce régime constitue l'expression de la solidarité qui doit unir tous les citoyens afin de répondre collectivement à l'un des besoins les plus fondamentaux. Ceux qui dans le passé ont mis en doute mes motivations ne connaissent évidemment pas notre histoire et la profondeur de mon attachement envers notre système de santé. D'entrée de jeu, je tiens à préciser que ces valeurs me tiennent encore autant à cœur que lors de l'instauration du régime.

Aujourd'hui, personne n'oserait porter atteinte au système de santé public. Mais nous vivons dans une ère d'individualisme et d'égoïsme, des attitudes diamétralement opposées aux principes qui sont à la base du régime. Aussi est-il important de sauvegarder son intégrité.

Avant l'implantation de l'assurance maladie, en 1970, les services étaient fournis par des hôpitaux, des hospices, des unités sanitaires et des médecins de famille répartis sans aucun plan d'ensemble. Les ressources étaient davantage présentes en milieu urbain et dans les quartiers plus aisés. Chaque établissement fonctionnait de façon autonome et répondait à une partie des besoins du milieu. L'état de santé de la population variait de façon significative entre les régions, et à l'intérieur même des villes et, bien sûr, des classes sociales. La maladie et la mortalité infantile étaient élevées, particulièrement au sein des populations défavorisées et à faible revenu.

Mon ministère s'était donné un double objectif : enlever la barrière financière quant aux soins et rendre les services de santé accessibles à l'ensemble de la population. À la suite du lancement de l'assurance maladie, il a fallu procéder à l'établissement d'un système de santé. L'adoption de la Loi sur les services de santé et les services sociaux, encore en vigueur aujourd'hui, en a constitué la première étape. Cette loi visait avant tout à structurer et à ordonner le système public, et à établir les grandes lignes de son fonctionnement. Une fois celui-ci en place, ce serait la mission des établissements de produire les soins et services nécessaires.

Mais avec le temps, les structures administratives, qui constituaient un moyen et non une fin, ont pris de plus en plus d'importance. Au point de faire bien souvent oublier l'objectif du système. Les intervenants y ont finalement trouvé leur place et s'y sont intégrés à l'aide des nombreuses ententes qui ont graduellement été conclues. Aujourd'hui, l'organisation et le fonctionnement de notre système de santé sont conditionnés par ces ententes. Les syndicats de professionnels (médecins, infirmières, pharmaciens, etc.), les dirigeants des établissements, les syndicats d'employés, les associations représentant les établissements ont tous défendu avec vigueur leurs intérêts. Or, la somme de tous ces intérêts, souvent conflictuels, est loin de toujours concorder avec l'intérêt public.

Malgré tout, au cours des consultations que j'ai effectuées ces dernières années, j'ai constaté que chaque individu croit sincèrement agir pour le bien commun, à l'intérieur des règles établies par la loi. Ainsi, le système fonctionne à la fois en fonction des intérêts de ceux qui l'animent et en fonction des personnes qu'il est appelé à desservir. Mais la conclusion demeure que, dans notre système de santé, le patient n'est pas toujours la première préoccupation des intervenants.

La situation suivante est à mon avis révélatrice à cet égard. Dans nos hôpitaux, les patients sont généralement convoqués tôt le matin et doivent se soumettre à une attente interminable dans d'inconfortables salles d'attente. Des hôpitaux refusent même d'indiquer si les temps d'attente à l'urgence sont bien longs. Pourtant, tous les autres domaines d'activité de même nature, en santé dentaire par exemple, fonctionnent avec des systèmes efficaces de rendez-vous qui font appel aux nouvelles technologies de l'information. Si le patient était vraiment la préoccupation première dans nos hôpitaux, les façons de faire actuelles n'existeraient plus. Le temps est venu de le replacer clairement au centre de notre système de santé.

Envisagés en fonction des personnes, les services de santé peuvent être regroupés en trois grandes catégories : les soins de première ligne pour la majorité des gens, les soins à domicile pour les personnes en perte d'autonomie ou qui ont des problèmes chroniques de santé, et, enfin, l'hébergement et les soins hospitaliers de courte ou de longue durée pour ceux qui nécessitent un niveau plus élevé de soins. Ce sont les mêmes types de soins qui existent présentement dans le système, sauf qu'ils devraient être organisés en premier lieu en fonction des besoins des patients plutôt qu'en fonction des intervenants. Dans cette perspective, les soins devraient être répartis en trois grands programmes d'une égale importance, au lieu d'être dominés par les soins hospitaliers.

Les soins de première ligne

On l'a vu, la réussite des meilleurs systèmes de santé à travers le monde, notamment dans les pays scandinaves, repose d'abord sur une première ligne dynamique, efficace et adaptée à une gamme élargie de besoins. Elle doit couvrir tous les soins qui ne nécessitent pas une intervention d'urgence ou les technologies spécialisées que seul un hôpital peut fournir. De plus, elle doit non pas fonctionner de façon isolée — en solo —, mais faire partie intégrante du système de santé et en constituer le premier accès. De là son importance primordiale.

Les pratiques de première ligne offrant des soins de qualité, complets et coordonnés sont celles qui sont le plus bénéfiques pour les patients. Elles doivent s'attaquer aux causes et non seulement aux symptômes des maladies. Elles présentent les caractéristiques suivantes : les praticiens connaissent bien leurs patients et la collectivité ; les soins sont dispensés en collaboration par des équipes interprofessionnelles ; les dossiers électroniques permettent d'utiliser et d'échanger avec d'autres intervenants l'information pertinente ; la gestion du flux des patients est efficace. Il n'existe pas de modèle unique de clinique de première ligne. Ce qui importe, c'est que les cliniques comportent ces caractéristiques, chacune à sa façon.

Les cliniques de première ligne doivent être en mesure de répondre de façon efficace à la plus grande part des besoins des patients : cela devrait constituer le tout premier objectif de notre système de santé. Des cliniques composées d'équipes multidisciplinaires devraient être conçues en fonction d'une notion large de la santé, qui englobe la prévention, les habitudes de vie, le suivi des personnes et la coordination des soins. Une notion qui s'éloigne du concept des actes médicaux ou du « médicalement requis », sur lequel est encore largement fondée la rémunération des médecins de famille.

Les consultations aux urgences ne correspondent en aucune façon à ces caractéristiques. Le médecin ne connaît pas son patient, il n'existe aucune continuité dans les soins et le suivi. En fait, il s'agit d'une médecine de dépannage qui produit des soins de piètre qualité.

Afin d'améliorer l'accès à la première ligne, le volume de patients traités et la pertinence des soins, le ministère de la Santé a lancé au début des années 2000 le programme des groupes de médecine familiale (GMF). Compte tenu du rôle stratégique de la première ligne, ce programme devait constituer le fer de lance de notre système de santé. Or, ce n'est pas le cas, et l'impact des GMF demeure limité. Après dix ans, seulement 40 % des omnipraticiens sont associés, plusieurs uniquement à temps partiel, à un groupe de médecine familiale. Devant l'encadrement rigide établi par le Ministère et les contraintes administratives inhérentes aux GMF, la majorité a choisi de continuer de pratiquer dans des cabinets privés traditionnels.

Les urgences des hôpitaux et quelques cliniques sans rendez-vous sont donc toujours les principales portes d'entrée dans notre système public de santé. Pourtant, l'accessibilité aux soins de première ligne devrait, après tant d'années et compte tenu de la situation, constituer une priorité absolue. Ce n'est évidemment pas le cas. À tel point que le ministre Yves Bolduc, confronté à cet échec, a annoncé au printemps 2012 que tous les Québécois n'auraient accès à un médecin de famille qu'en 2016.

Selon le Commissaire québécois à la santé, pour que les groupes de médecine familiale soient attrayants aux yeux des omnipraticiens et des médecins de famille et bénéfiques pour les patients, certains facteurs doivent être présents, dont la participation de professionnels autres que les médecins (notamment des infirmières) et l'informatisation des dossiers patients. C'est seulement quand les pratiques de groupe possèdent ces caractéristiques qu'on observe une amélioration de l'accès aux soins, de leur qualité et de leur continuité. Or, notre système de santé marque de sérieux retards sur chacun de ces facteurs.

Enfin, les GMF ne devraient pas être encadrés sur le plan de leur organisation et de leur gestion, comme c'est le cas présentement, par une réglementation détaillée. On devrait leur accorder une grande autonomie et mettre l'accent sur le respect de normes de stabilité, de qualité et de sécurité. Les GMF ne devraient surtout pas être forcés d'adopter un modèle unique et rigide. La composition de leurs équipes devrait être souple, adaptée aux besoins des personnes desservies et des ressources humaines disponibles. Idéalement, elles incluraient, selon les circonstances, des médecins de famille, des infirmières, des psychologues, des nutritionnistes, des physiothérapeutes, pour ne nommer que ceux-là. La formation d'équipes multidisciplinaires doit devenir la règle et non l'exception.

Actuellement, la situation ne correspond guère à cette conception élargie de la santé. On constate peu d'efforts de valorisation de la médecine familiale. Dès leur entrée à la faculté de médecine, les étudiants sont orientés vers les différentes spécialités. La médecine familiale est reléguée au second plan. Heureusement, un changement d'attitude est en train de se produire. La Faculté de médecine de l'Université McGill, notamment, a décidé de vraiment valoriser la médecine familiale. C'est certainement la voie à suivre.

Dans la pratique de la médecine, la même attitude prévaut. Selon le président de la Fédération des médecins omnipraticiens du Québec (FMOQ), ces derniers ont « l'impression que ce sont toujours eux qui doivent boucher toutes les crises. Dès que ça pète quelque part, ce sont eux qui doivent être là ». Certains admettent que les omnipraticiens n'ont pas toujours combattu avec suffisamment de vigueur les préjugés à leur endroit. Il en a résulté une diminution de leurs effectifs de première ligne et de leur capacité à répondre aux besoins de la population.

Dans une population scolarisée comme la nôtre, les gens sont beaucoup plus informés qu'avant sur le plan de la santé, notamment grâce à Internet. La relation passive entre le patient et son médecin doit faire place à une forme de partenariat. Par conséquent, le médecin de famille et son équipe doivent assumer le rôle de conseillers afin d'aider les patients à se prendre en main et à s'occuper de leur santé. Pour que cette nouvelle conception des rôles s'intègre dans les processus de soins, elle doit faire partie des programmes de formation. C'est à ce niveau que les habitudes se développent.

Si l'on veut que les équipes fonctionnent harmonieusement et utilisent leur plein potentiel, elles doivent être organisées en conséquence. Des systèmes d'information, de communication et d'administration de premier ordre sont nécessaires. Enfin, lorsque le bassin de population le justifie, les médecins de famille devraient, par l'entremise d'ententes, disposer de moyens leur permettant d'offrir l'accès aux examens de laboratoire, d'échographie, etc.

Une première ligne efficace exige aussi que des modifications soient apportées dans la rémunération des médecins. Présentement, cette dernière met l'accent sur la multiplication des actes et leur laisse une grande latitude dans le choix de leurs patients. Dans l'avenir, elle devrait plutôt les inciter à desservir une mixité de personnes demandant des soins de différents niveaux d'intensité, et leur permettre d'accorder plus de temps au suivi de leurs patients. Il s'agit là d'un changement essentiel, d'autant plus que l'analyse des dernières ententes intervenues entre le Ministère et la FMOQ montre que ces deux aspects ont été abordés bien timidement, sans aucun sens de l'urgence. On semble ignorer que le bon fonctionnement de notre système de santé repose avant tout sur une première ligne efficace.

Dans un système axé sur le patient, un meilleur équilibre serait également établi entre la première ligne et les hôpitaux. On doit tenir compte du fait qu'au moins 60 % des activités hospitalières pourraient être relocalisées à l'extérieur, dans des cliniques de radiologie, d'oncologie, d'orthopédie, d'ophtalmologie, de dialyse rénale et de chirurgie générale. Ces dernières, dégagées des lourdeurs du milieu hospitalier, seraient plus accessibles, plus productives et moins dispendieuses. Tout aussi important, la coordination entre les cliniques de première ligne et les cliniques spécialisées serait facilitée. Du point de vue du patient, la concentration des soins dans les hôpitaux va à l'encontre de l'organisation de la santé dans la plupart, sinon dans l'ensemble des pays.

Devant l'incapacité de notre système de santé à répondre de manière adéquate aux besoins de la population, la mise en place dans les meilleurs délais d'un réseau efficace de groupes de médecine familiale doit se situer au sommet des priorités.

Les activités médicales particulières

Le programme des activités médicales particulières (AMP) a été institué il y a une vingtaine d'années pour pallier une pénurie hautement médiatisée de médecins dans les urgences — une situation exacerbée par les déficiences au niveau de la première ligne. En vertu de ce programme, les omnipraticiens qui comptent moins de vingt années de pratique sont tenus de consacrer douze heures chaque semaine à des activités désignées (urgence, hôpital, CHSLD, etc.). Ainsi, au lieu d'envisager un nouveau partage des responsabilités et une organisation plus fonctionnelle, on a placé tout le fardeau sur les épaules des omnipraticiens.

Cette exigence a eu pour effet de réduire significativement la semaine de travail de la majorité des omnipraticiens en première ligne. Elle les éloigne de leur activité première, réduit le suivi de leurs patients et accentue les difficultés de ceux-ci à accéder à leur médecin de famille. Les AMP dégarnissent la première ligne — plusieurs omnipraticiens en sont venus à la délaisser — et augmentent l'achalandage dans les urgences des hôpitaux. Par ailleurs, des conditions de travail et de rémunération intéressantes ont été développées pour attirer les médecins vers les établissements hospitaliers (notons encore une fois le penchant de notre système en faveur des activités hospitalières). Alors qu'en Ontario les omnipraticiens consacrent 80 % de leur temps à la première ligne, ce pourcentage n'est que de 60 % au Québec. Il n'est pas étonnant qu'aucune autre province n'ait suivi le système québécois des AMP.

Cette amputation de la première ligne s'ajoute à une tendance observée depuis plusieurs années : la réduction des heures travaillées par les omnipraticiens. On estime qu'ils consacrent présentement environ 30 heures en moyenne par semaine à leurs activités de première ligne, contre 45 heures dans le passé. En 2010, selon le Sondage national des médecins, l'omnipraticien québécois voyait en moyenne 91 patients par semaine, comparativement à 129 en Ontario.

Comme bien d'autres travailleurs, les omnipraticiens ont voulu établir un meilleur équilibre entre leur vie professionnelle et leur vie privée. Toutefois, l'assurance maladie ne doit pas constituer un bar ouvert dans lequel ils peuvent se servir à leur guise. En retour de conditions de travail et d'une rémunération généreuses, ils devraient assumer un niveau donné de responsabilité en ce qui concerne la satisfaction des besoins de la population. Ceux qui optent pour des heures de travail limitées ne devraient pas bénéficier des pleins avantages du régime.

Après vingt années d'existence, le programme des AMP doit être abandonné graduellement afin de rééquilibrer la première ligne par rapport au système hospitalier.

Un programme financier approprié

Il existe un consensus selon lequel la performance d'un système de santé est tributaire de la capacité de la première ligne à répondre aux besoins de la population en termes d'accessibilité, de qualité des soins et de sécurité. Il ne fait aucun doute que l'efficacité de la première ligne repose pour une grande part sur les omnipraticiens et les médecins de famille. Dans cette perspective, ils devraient être encouragés et aidés bien davantage que présentement à exercer leur profession dans les cliniques de première ligne.

Actuellement, le gouvernement offre aux GMF une aide financière limitée, uniforme et très encadrée. Cette aide est minime par rapport aux immenses sommes consacrées aux soins spécialisés et aux agrandissements et aménagements des urgences. Compte tenu du rôle des cliniques de première ligne, on devrait mettre sur pied un programme efficace d'aide financière à la création, au développement et au fonctionnement de ces établissements. Le gouvernement n'hésite pas à aider de petites entreprises engagées dans des projets qui, exception faite des emplois créés, n'ajoutent souvent que peu de valeur à la société ; on devrait s'inspirer des modèles d'aide à l'industrie qui misent sur l'acceptation, par les responsables, d'une part des risques et sur leur volonté d'innover et de réussir.

Le mode de rémunération des médecins devrait aussi être ajusté en conséquence. Selon l'entente avec la FMOQ, les honoraires payés dans les cliniques sont majorés de 30 % pour couvrir les frais de pratique. Cette façon de faire constitue un héritage du passé et est tout à fait désuète et inappropriée. La rémunération du médecin pour son travail est une chose ; le financement de l'organisation et le fonctionnement des cliniques en sont une autre.

Les omnipraticiens demandent d'ailleurs au Ministère de favoriser une culture basée sur la prise en charge des cliniques par les médecins, sur l'initiative et sur le service aux patients. C'est une demande légitime qui va nécessiter au Ministère un changement de cap majeur par rapport à son attitude paternaliste à l'égard des GMF. Je suis convaincu que le rendement d'un tel programme en termes d'amélioration de l'accessibilité, de qualité des soins et de désengorgement des urgences serait élevé. On parle ici d'une réduction substantielle des coûts par rapport à la situation actuelle.

Les centres locaux de services communautaires (CLSC)

La création du réseau des CLSC remonte à 1972. Ces derniers devaient d'abord constituer la porte d'entrée dans le système de santé. L'intégration des services de santé et des services sociaux procédait à l'époque d'un concept novateur qui a suscité beaucoup d'intérêt.

Le développement des CLSC ne s'est toutefois pas effectué comme mon équipe et moi l'avions envisagé. D'une part, certains CLSC animés par des agents de changement ont connu une évolution plutôt anarchique. Au lieu de développer des services de santé, ils se sont engagés dans les mouvements de contestation très actifs à l'époque. D'autre part, sauf quelques exceptions, les omnipraticiens ont boudé ces nouveaux centres. Ils ne se voyaient pas pratiquer dans un tel environnement et craignaient de plus l'ingérence du gouvernement. Avec le résultat très regrettable que les

CLSC n'ont pu assumer leur mission première de porte d'entrée dans le système.

Heureusement, avec le temps, ils ont graduellement assumé des fonctions essentielles de première ligne. Ainsi, ils offrent aujourd'hui des services de prévention et de vaccination, des cours prénatals, des services de soins à domicile, des cours d'hygiène et de santé dans les écoles, etc. L'aide qu'ils apportent au nombre grandissant de personnes demandant des soins et services à domicile me semble particulièrement appréciée.

Mais la présence des GMF et des CLSC fait en sorte que notre système de santé comprend deux réseaux de première ligne. Chacun a une culture qui lui est propre, à tel point qu'il ne pourrait être question de les intégrer dans un seul réseau. Cependant, je crois que le Ministère devrait inclure, dans une nouvelle politique sur la première ligne, des mesures particulières favorisant le rapprochement entre les CLSC et les GMF afin d'accroître leur efficacité auprès des patients.

Les soins aux aînés et aux personnes en perte d'autonomie

Aujourd'hui, les aînés sont en majorité autonomes, en santé et actifs. Seulement 20 % ont besoin de services en raison d'un problème de santé. La plupart demeurent à domicile ou dans des résidences pour aînés. Un peu plus de 3 % sont dans des centres hospitaliers de soins de longue durée (CHSLD).

En 2009-2010, le gouvernement a consacré 2,7 milliards de dollars aux soins et services de longue durée pour les aînés et les personnes en perte d'autonomie. Pas moins de 80 % de ce budget est allé à l'hébergement, et seulement 20 % au maintien à domicile. Dans les autres pays de l'OCDE, la proportion allant aux soins à domicile est beaucoup plus élevée, variant de 32 % aux Pays-Bas à 73 % au Danemark.

Nous savons par ailleurs que bien des personnes âgées de 65 ans et plus souffrent d'au moins une maladie (arthrite, asthme, problème cardiaque). Ces maladies n'entraînent généralement pas une perte d'autonomie. C'est plutôt à compter de 80 ans et plus que les aînés deviennent de moins en moins autonomes. D'ici 10 ans, on estime que le nombre de personnes âgées de 85 ans et plus s'élèvera à près de 225 000.

Au Québec, nous dépendons bien davantage de l'hébergement que partout ailleurs. C'est d'ailleurs ici que la contribution annuelle des personnes hébergées en CHSLD est la moins élevée au Canada et que celle de l'État est la plus haute. En 2008, la contribution individuelle s'élevait à 12 157 dollars au Québec, contre 18 936 en Ontario et 25 550 au Nouveau-Brunswick. Dans les autres provinces, elle varie selon le revenu. Au Québec, non seulement elle est fixe, mais elle ne couvre pas le coût réel du gîte et des repas en établissement. En fait, notre système subventionne ces frais même pour les personnes dont les revenus sont suffisants pour les assumer. Voilà une situation qui devrait être corrigée, ce qui aurait pour effet de dégager des montants pour les soins à domicile.

Il faut aussi noter que les personnes qui reçoivent des soins à domicile doivent assumer plusieurs dépenses qui sont couvertes en hébergement. Par exemple, les personnes en établissement ne paient rien pour leurs médicaments, alors que celles à domicile doivent assumer les franchises du régime d'assurance médicaments. Pourtant, le fait d'être hospitalisé ou hébergé ne justifie pas des droits plus étendus que ceux des patients à domicile. Il s'agit là d'une iniquité qui découle strictement du lieu où la personne réside, ce qui est injustifiable. Il existe dans les faits de forts incitatifs financiers en faveur de l'hébergement et de l'hospitalisation, qui vont à l'encontre de la politique du maintien à domicile. C'est qu'il existe beaucoup d'imprécision au sujet de ce qui est couvert ou non par notre système de santé. Il ne fait aucun doute que cette lacune doit être comblée.

Il ne faut pas oublier non plus les lourdes tâches confiées aux aidants naturels. Au lieu d'être considérés comme des intervenants indispensables, ces derniers sont trop souvent laissés à eux-mêmes. Pourtant, ils auraient bien besoin de renfort. On devrait être plus conscient qu'au-delà d'un certain niveau, le fardeau sur leurs épaules devient insupportable. L'hébergement de la personne en perte d'autonomie devient alors une délivrance.

Il est clair que l'offre de soins à domicile est nettement insuffisante. Trop de personnes âgées qui pourraient être traitées chez elles ou en centre de réadaptation sont hospitalisées, faute de mieux. Par exemple, en 2010, au Centre universitaire de santé McGill, 239 des 1 300 lits de soins aigus ont été occupés pendant 188 jours en moyenne par des aînés demandant des soins de longue durée. On trouve des situations similaires dans de nombreux hôpitaux, particulièrement à Montréal. Cette carence dans l'organisation des soins a comme conséquence l'engorgement des urgences et donc le report d'interventions nécessitant une hospitalisation.

Malgré le fait que la majeure partie des soins à domicile doit être produite hors du système public de santé, le Ministère accepte mal cette réalité. L'organisation des soins n'est pas assez structurée à son goût. Les témoignages en provenance des différents milieux vont tous dans le même sens : il n'y a au Ministère aucune compréhension ni ouverture à l'endroit des aidants naturels, des organismes communautaires, des coopératives et des entreprises d'économie sociale.

Dans notre système, l'offre d'hébergement est concentrée dans les CHSLD, publics ou privés : c'est la forme d'hébergement la plus lourde, la plus coûteuse et la moins souhaitable pour les personnes en cause. Partout ailleurs, on a opté pour des formules plus légères, adaptées aux besoins et aux ressources de la communauté. De plus, au Québec, 75 % des lits de soins de longue durée sont de propriété publique, alors que 25 % appartiennent au privé. Dans les autres provinces, c'est l'inverse.

Le gouvernement a annoncé il y a quelques années qu'il voulait prendre davantage la voie des ressources intermédiaires, telles les résidences pour personnes âgées et les résidences de type familial. C'est un développement positif. Toutefois, selon les témoignages recueillis, les progrès sont lents et laborieux, et les résistances, nombreuses. La poursuite de cet important objectif va exiger une approche beaucoup plus déterminée et l'adoption d'une attitude plus respectueuse et positive à l'endroit de ces ressources.

De toute évidence, l'adoption d'une politique bien articulée de soins et services aux aînés et aux personnes en perte d'autonomie est absolument nécessaire. Pour répondre au désir de la grande majorité des Québécois (96,3 %), cette politique doit avoir comme objectif prioritaire de permettre au plus grand nombre possible de personnes âgées de demeurer actives et de poursuivre leur vie dans leur domicile. Ce qui implique que les services doivent être offerts là où ces gens résident. D'ailleurs, la dernière enquête sur les soins de santé au Canada conclut que plus de 75 % des soins sont donnés à domicile par des aidants naturels. Cela signifie que la majeure partie des soins aux aînés et aux malades chroniques sont produits en collaboration avec le système public de santé, mais en dehors de celui-ci. Un deuxième objectif devrait être d'avoir le moins possible de malades chroniques et de personnes en perte d'autonomie dans les hôpitaux de soins de courte durée. C'est un énorme défi que notre système de santé tarde à relever.

Sur le plan opérationnel, cette politique doit combler le large éventail de besoins de ces personnes particulièrement vulnérables, des besoins croissants découlant de la longévité accrue et du vieillissement de la population. Elle doit reposer sur une organisation capable de motiver l'ensemble des ressources, publiques, communautaires et privées. La collaboration entre les organismes du système public et ceux des secteurs privé et communautaire, qui trop souvent fait défaut, doit absolument devenir la règle. Le Ministère devra changer d'attitude à l'endroit des organismes communautaires et des ressources intermédiaires d'hébergement, qui jouent un rôle essentiel. Sans leur participation active, le secteur public serait incapable de répondre à la demande de soins et de services de cette partie de notre population.

Les besoins des personnes en perte d'autonomie demandent une organisation souple des soins et des services : soins médicaux et infirmiers, soins d'assistance à la vie quotidienne, services de nature domestique et ressources d'hébergement. Les aidants naturels, les CLSC, les intervenants de première ligne, les organismes communautaires et, en région, les coopératives de santé doivent tous être mis à contribution. Mais ces derniers doivent aussi composer avec notre système public de santé. Or, notre système hautement centré sur les hôpitaux est loin d'être adapté à cette réalité. L'hôpital est un milieu très structuré dont la culture diffère grandement de celle d'une organisation de soins informelle et faisant appel à une variété de ressources. On s'entête à vouloir donner à l'hôpital des soins qui pourraient être offerts de façon plus efficace et moins coûteuse à domicile, dans des résidences pour personnes âgées ou dans des cliniques. Au lieu de demander aux personnes de se déplacer, on devrait dispenser les soins et services près de leur milieu de vie.

Si l'organisation est efficace, elle aura pour effet de réduire l'utilisation de lits de soins aigus dans les hôpitaux par des personnes nécessitant des soins de longue durée. En Estrie, l'existence d'un modèle de coordination, nommé Prisma, démontre clairement que cela est possible. Chaque dossier est géré par un intervenant qui est responsable de l'évaluation des besoins du patient. L'intervenant peut aussi aider le patient à bien utiliser son allocation pour l'obtention de services. Ce modèle connaît un développement intéressant.

Le coût des soins aux aînés représente plus de la moitié des dépenses publiques en santé. Pour les réduire, on devrait offrir des incitatifs financiers favorisant non pas l'hébergement et l'hospitalisation, mais le maintien à domicile, dont le coût est de loin inférieur. On estime en effet que les soins à domicile coûtent de 40 à 50 % moins cher que les soins en établissement. Les crédits d'impôt remboursables octroyés aux aidants naturels depuis quelques années devraient être augmentés, de même que l'aide aux organismes impliqués dans les soins aux aînés. En contrepartie, les services à la vie quotidienne et d'assistance à la vie domestique devraient être tarifés selon leur coût réel et facturés selon la capacité de payer des bénéficiaires.

Enfin, il faut tenir compte du fait que la demande est croissante. Le vieillissement accéléré de la population québécoise va en effet provoquer une augmentation prononcée du nombre des personnes âgées : pas moins de 30 000 personnes par année pendant les 15 prochaines années. Les gens de 75 ans et plus vont représenter une part grandissante de la population. Comme la consommation de soins est la plus élevée dans ce groupe d'âge, il faut anticiper, dans les prochaines années, une pression accrue sur la demande. Le Ministère estime notamment que le nombre de personnes nécessitant des soins à domicile passera de 158 000 à 258 000 d'ici 5 ans.

Un profond changement d'attitude de la part du Ministère et des centres de santé et de services sociaux (CSSS) est nécessaire. Les organismes communautaires et les ressources intermédiaires devront être considérés comme des partenaires et non comme de simples ressources d'appoint. Voilà où se situe le plus grand défi.

La valorisation du rôle des infirmières

Les médecins exercent dans notre système de santé un véritable monopole sur les soins. Ce n'est qu'après avoir longtemps résisté qu'ils ont accepté, récemment, que le champ d'action des pharmaciens et des infirmières soit légèrement élargi, englobant quelques services jusqu'ici réservés aux médecins.

Il est décevant de constater le rôle limité des infirmières dans notre système au niveau de la première ligne et des soins aux aînés et aux personnes en perte d'autonomie. Leur participation dans les équipes devrait être considérablement accrue. Elles sont en mesure d'assumer une foule de fonctions, ce qui non seulement permettrait aux médecins de se concentrer davantage sur leurs propres fonctions, mais assurerait une augmentation du volume et de la qualité des soins produits. Étant donné la nature de leurs tâches et responsabilités dans les hôpitaux, elles pourraient jouer un rôle clé au sein des GMF et dans les soins aux aînés.

Je suis persuadé que les infirmières peuvent résoudre une part importante des déficiences sur le plan des soins de première ligne et des soins aux aînés. Elles contribueraient ainsi de façon bien plus importante au fonctionnement de notre système de santé. Cette voie est d'autant plus souhaitable que nous nous distinguons au Québec par un nombre élevé d'infirmières dans nos rangs : nous en comptons davantage que nos voisins ontariens et qu'ailleurs au Canada. En effet, en 2008, nous avions ici 846 infirmières par 100 000 habitants, comparativement à 718 en Ontario et à 786 pour l'ensemble du pays. Il n'y a donc pas de pénurie d'infirmières, mais plutôt une sous-utilisation de cette importante ressource.

Dans les hôpitaux francophones, le modèle hiérarchique dans lequel le médecin est le patron devra faire place au modèle de l'équipe, dont chaque membre assume son rôle sous le leadership du médecin. D'ailleurs, je suis convaincu que le modèle hiérarchique, qui n'apporte guère de motivation aux infirmières, contribue énormément au problème de déplacement des infirmières vers les agences privées.

Au Québec, nous nous distinguons aussi par le fait que, contrairement aux autres provinces, la formation universitaire n'est pas requise pour exercer la profession d'infirmière.

Pourtant, une telle obligation ne devrait même pas faire l'objet d'une hésitation : les fonctions et les responsabilités des infirmières, de même que la qualité des soins et la sécurité des patients, justifient pleinement un diplôme universitaire. Enfin, en médecine, les exigences de la formation sont de plus en plus élevées. En vertu de quelle logique devrait-il en être autrement pour les infirmières ?

La perception du statut professionnel des infirmières doit changer, et leurs fonctions doivent être reconnues. Il faut que le gouvernement et le ministère de la Santé, qui, dans le passé, ont fait preuve de mesquinerie à leur endroit, s'interrogent sérieusement à ce sujet. La valorisation du rôle des infirmières dans notre système de santé est essentielle.

Les soins hospitaliers

Comme je l'ai déjà souligné, l'organisation de notre système public de santé est centrée sur les soins hospitaliers et leur donne une importance nettement exagérée. Les hôpitaux intègrent plusieurs activités qui devraient être confiées à d'autres instances, surtout en première ligne. Cette concentration fait en sorte que la plupart de nos grands établissements peinent à répondre à la demande. Aucun autre système de santé ne privilégie une telle concentration de fonctions au sein de l'hôpital. Il s'agit là d'un déséquilibre auquel on doit absolument remédier.

Le fait que les services d'urgence sont devenus la porte d'entrée dans le système pour une part importante de la population en témoigne éloquemment. Non seulement ce rôle ne devrait pas être celui des urgences, mais les personnes qui ne requièrent pas de soins hospitaliers ne reçoivent en définitive que des soins de dépannage, contrairement aux soins plus complets qu'elles devraient recevoir en première ligne. On traite les symptômes en série plutôt que d'aller en profondeur et d'agir sur les causes. Nos hôpitaux devraient se concentrer sur leur fonction première, soit celle de produire des soins hospitaliers. Ce changement majeur est essentiel au rééquilibrage du système sur les besoins des personnes dont l'état ne requiert pas l'hospitalisation.

La réduction des accidents

Les études du réputé Institute of Medicine, aux États-Unis, montrent que les erreurs et les accidents représentent, pour les victimes et leurs proches, un fardeau dont on sous-estime la lourdeur sur le plan humain.

Selon le Conference Board du Canada, les principaux facteurs conduisant aux erreurs et aux accidents sont les suivants : la moitié des médecins de famille ne sont pas bien préparés à traiter des patients ayant plus d'une maladie chronique ; et les programmes de prévention du cancer, des maladies cardiaques et du diabète ne sont pas suffisants, ce qui contribue à la mauvaise performance à l'égard de ces maladies. Le grand nombre d'erreurs découlerait du peu d'importance accordé à la sécurité des patients et à la qualité des soins.

La production des soins exige souvent l'intervention de plus d'une personne. Elle est aussi tributaire de facteurs de nature administrative ou organisationnelle. Par ailleurs, il n'est pas toujours possible d'établir des liens de cause à effet entre les soins et les résultats obtenus.

Tout un arsenal de moyens peut être déployé pour améliorer la qualité des soins et la réduction des erreurs et accidents : les guides de pratique, l'évaluation de la performance des médecins, le transfert des connaissances, etc. Heureusement, certains sont déjà en place dans notre système de santé. La création récente de l'Institut national d'excellence en santé et en services sociaux, l'INESSS, se situe aussi dans cette perspective. Le rapport du comité d'implantation de l'INESSS, publié en décembre 2008, traite abondamment de la qualité des soins et de la sécurité des patients. Les recherches ont démontré l'existence de variations importantes dans les soins, qui ne peuvent s'expliquer par la nature de la maladie, les recommandations de la médecine scientifique ou les préférences du patient. Parmi les causes de ces variations, on a noté la sous-utilisation de soins efficaces, le peu d'importance accordé aux préférences des patients et la surutilisation de soins induits par l'offre.

En définitive, nous sommes loin, au Québec, d'une situation acceptable à l'égard des erreurs et des accidents. Beaucoup plus d'attention devra être accordée à l'amélioration de la qualité des soins et à la sécurité des patients, non seulement pour que les patients en bénéficient, mais également pour réduire les dommages en termes de vies humaines et de ressources humaines, financières et matérielles.

Une gouvernance allégée et fonctionnelle

Sur le plan de l'organisation et de la gouvernance de notre système de santé, l'objectif doit être de le rendre plus productif en termes de volume et de qualité des soins. Certains sug-

gèrent que la production des soins soit confiée à un organisme autonome, un peu à l'image d'Hydro-Québec, qui
dépolitiserait la santé et améliorerait la performance du système. Cette solution aurait l'avantage d'être simple, mais elle
pèche justement par sa trop grande simplicité.

Produire de l'électricité n'est pas la même chose que produire des soins de santé. Contrairement à ces derniers, il n'y a
qu'une sorte d'électricité ; la mission d'Hydro-Québec est de
la produire, de la transporter à destination et de la distribuer
à ses clients. Tous les Québécois ont ainsi accès à ce service. Les
questions qui se posent sont d'ordre purement organisation-
nel et financier : elles ont trait au prix de l'électricité, à la protection de l'environnement et à l'exportation.

La santé est une tout autre question. Produire des soins est
beaucoup plus complexe. La demande, qui est sans limite
atteignable, excède toujours la capacité du système à produire
des soins. En d'autres termes, le système n'est jamais en
mesure de satisfaire pleinement à la demande. La société doit
en conséquence établir des priorités et faire des choix, une
responsabilité qui ne peut être confiée à un organisme indépendant non responsable devant la population. En outre,
d'importantes questions d'éthique et de valeurs se posent. À
mon avis, les choix et les arbitrages nécessaires ne peuvent
s'effectuer que dans un cadre démocratique.

De plus, les besoins varient selon les régions et les milieux
de vie. Le gouvernement doit s'assurer que tous les facteurs
pertinents sont pris en considération. Organiser et produire
des soins dans une métropole de quelques millions d'habitants est une chose ; le faire dans des villes de taille moyenne,
dans des milieux ruraux ou sur d'immenses territoires peu
peuplés en est une autre. Les populations veulent un système

sensible à leurs besoins. Elles désirent aussi être entendues par des élus et non uniquement par des gestionnaires et des technocrates. Croit-on vraiment qu'une communauté insatisfaite des services de son hôpital accepterait un *statu quo* décidé par des non-élus, peu importe leurs qualifications et leurs compétences ? Le système de santé a un caractère trop fondamental pour que le gouvernement en confie la responsabilité à des gens qui n'ont pas été choisis par la population. Il existe d'autres moyens de dépolitiser le système : clarifier les missions, préciser l'imputabilité, décentraliser la production des soins et prendre la voie de la transparence.

Concrètement, pour atteindre l'objectif d'une augmentation du volume et de la qualité des soins, il faut alléger et décentraliser la gestion du système ; accroître la marge de manœuvre des gestionnaires des établissements ; encourager et stimuler l'innovation ; et mettre l'accent sur la motivation, à tous les niveaux. Au cours de mes consultations, je dois dire que j'ai été frappé par le sentiment de lassitude et d'impuissance et par le manque de motivation qui se manifestent partout dans le système. Les gens déplorent l'absence d'un esprit d'équipe. Ils souhaitent la formation d'équipes dynamiques et engageantes.

Plusieurs pays aux prises avec les mêmes préoccupations ont abordé la question de l'amélioration de la performance. Un consensus s'est développé sur l'importance de permettre aux systèmes de réagir et de s'adapter au moyen d'une amélioration de leur gouvernance. On a adopté une conception ouverte qui mise sur la confiance et la responsabilisation, et qui est à l'opposé de la microgestion du haut vers le bas prévalant dans notre système. Des règles de bonne gouvernance orientées vers la responsabilisation et l'imputabilité devraient donc s'appliquer à toutes nos instances, du Ministère jusqu'aux cliniques, sans égard à leur importance. Elles devraient englober la mission et le rôle des organisations à tous les niveaux, leurs responsabilités, la nomination de leurs dirigeants, leur imputabilité et l'évaluation de leurs résultats. La poursuite de ces objectifs ne nécessite pas l'addition de nouvelles structures : elle implique essentiellement la rationalisation et la simplification des structures actuelles.

Voyons maintenant la structure administrative de notre système de santé, en commençant par la tête.

Organisation du réseau québécois de la santé et des services sociaux

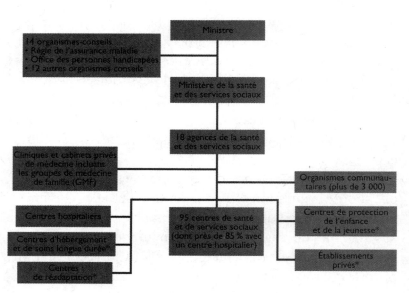

Note : * = établissements et organismes ne faisant pas partie d'un CSSS.

Source : *Ministère de la Santé et des Services sociaux (2008). Récupéré du site du ministère www.msss.gouv.qc.ca*

À force de s'impliquer toujours davantage dans la gestion du système, à tous les niveaux, le Ministère est devenu une énorme machine dont l'organisation est inefficace. En 2010, il comptait plus de 900 fonctionnaires, auxquels s'ajoutaient quelque 1 500 employés à la Régie de l'assurance maladie (RAMQ), sans compter ceux des agences régionales. La structure régionale compte 15 agences de la santé et des services sociaux, plus 3 administrations régionales. Cette double structure coûte pas moins de 600 millions de dollars par année et ne produit aucun soin.

Cette organisation alourdit considérablement le fonctionnement du système. Ceux qui l'ont analysée ont conclu unanimement qu'il faut alléger la structure en la ramenant à ses fonctions essentielles. Présentement, comme l'a décrit un de mes interlocuteurs, le Ministère est une immense bureaucratie qui exige « que tout entre dans le modèle ». Au lieu de chercher à contraindre et de gérer à distance la production des soins et services, il devrait se concentrer sur la poursuite des grands objectifs de la politique de santé et de services sociaux.

Ses fonctions devraient être les suivantes : établir cette politique, définir ses principaux objectifs en termes de santé et de réduction de la maladie, établir le panier des services assurés, définir des standards de qualité et de sécurité, procéder à l'allocation des ressources, évaluer la performance des établissements et s'assurer du bon fonctionnement des mécanismes d'agrément. Dans la plupart des pays, des fonctions analogues sont confiées aux ministères de la Santé. Elles constituent déjà tout un défi ; si on y ajoute, comme au Québec, la microgestion du système, la mission devient littéralement impossible.

Le recentrage du Ministère sur ses fonctions premières permettrait aussi de réduire sa taille, de simplifier et de rationnaliser son organisation, et de réduire les coûts de gestion du système. On devrait trouver au premier niveau du Ministère les trois grands pôles de l'organisation des soins, soit les soins de première ligne, les soins aux personnes en perte d'autonomie et les soins hospitaliers : cette façon de faire est nécessaire au bon équilibre et à l'intégration des diverses composantes du système.

Enfin, compte tenu de l'importance du MSSS, les qualifications de la personne appelée à exercer la fonction de ministre devraient faire partie de la réflexion. Qui, en effet, devrait assumer la responsabilité de diriger ce ministère ? De prime abord, on serait porté à croire que ce devrait être un médecin puisqu'il s'agit de santé. Mais dans les faits, le ministre a pour fonction première de diriger une machine à la fois énorme et terriblement complexe. En toute logique, il devrait avant tout posséder des qualités de leader et de gestionnaire de grands ensembles : un « chef de la direction », selon une terminologie souvent utilisée. Il doit être un leader sachant s'entourer d'une équipe qui comprend les expertises nécessaires en matière de santé, mais aussi sur le plan de l'administration, de la gestion des ressources humaines, du financement et de la planification. Enfin, ce doit être une personne capable de faire preuve d'une certaine indépendance dans l'exercice de sa fonction. Ainsi, en tant que ministre de la Santé, Yves Bolduc aurait dû s'abstenir de prendre position lors de l'inconcevable réouverture de la mine d'amiante Jeffrey d'Asbestos.

Cette question comprend une autre dimension non négligeable. On ne semble pas réaliser que la nomination d'un médecin au titre de ministre de la Santé le place dans une situation de conflit d'intérêt par rapport aux fédérations médicales et au Collège des médecins. Ces organismes défendent des intérêts qui, comme nous le savons, ne concordent pas toujours avec l'intérêt public. Les violentes prises de bec lors des négociations avec les médecins spécialistes, en 2011, entre le ministre — le Dr Bolduc — et le président des spécialistes, le Dr Barrette, ne s'expliquent pas autrement. Yves Bolduc, forcément tiraillé entre les intérêts des médecins et ceux du public, est alors apparu aussi bien comme médecin que comme ministre.

Évidemment, si un médecin possède les qualifications requises, il ne devrait pas être exclu. Nous avons d'ailleurs, à Montréal, l'exemple d'excellents gestionnaires de grands établissements : Christian Paire au CHUM et Fabrice Brunet au CHU Sainte-Justine.

Les instances régionales

Lors de l'établissement de notre système de santé, des conseils régionaux de la santé et des services sociaux ont été créés dans chacune des dix régions administratives que comptait alors le Québec. Ces conseils avaient une mission purement consultative : ils devaient permettre de mieux connaître les besoins des populations et agir comme conseillers privilégiés auprès du Ministère. Pour ma part, je croyais que ces conseils joueraient un rôle dynamique dans l'évolution et le fonctionnement du système. Ce n'est pas ce qui s'est passé. Ils ont concentré leur action sur la revendication de ressources additionnelles pour leurs régions respectives. En prenant cette orientation, ils ont perdu la confiance du Ministère et tout rôle significatif dans le déploiement et le fonctionnement du système.

Pour remédier à cette situation, on a remplacé les conseils au début des années 1990 par des régies régionales. Les dix-huit nouvelles régies étaient dotées, sur le papier, de pouvoirs dans l'allocation des ressources et le déploiement des services au niveau régional. Or, comme elles n'avaient aucun pouvoir de taxation ni aucune source de revenu autonome, elles sont rapidement devenues un simple palier additionnel, sans pouvoir réel dans les processus de décision et de fonctionnement du système. Les intervenants ont vite appris à passer au-delà de cette instance et à s'adresser directement au Ministère pour toute décision ayant la moindre importance.

Lors de la création des régies régionales, le ministre avait annoncé que leur personnel proviendrait de transferts du Ministère. Ce n'est pas ce qui s'est produit. Le Ministère n'acceptant pas de voir une partie de ses pouvoirs transférée aux régies régionales, les fonctionnaires n'ont pas quitté le confort et la sécurité de leurs postes à Québec. Il en est résulté une augmentation importante du nombre de fonctionnaires, ce qui a contribué à bureaucratiser davantage le système et à le rendre encore moins productif. De plus, la participation des citoyens dans les régies — le motif invoqué pour leur création — ne s'est jamais concrétisée.

En 2004, les régies ont à leur tour été remplacées par les agences de la santé et des services sociaux. Dans les faits, ces dernières sont devenues des directions régionales du Ministère et n'allègent aucunement l'organisation du système dans son ensemble. Les agences comptent toujours quelque 2 500 fonctionnaires. Si on ajoute ceux du Ministère et de la

RAMQ, cela représente plus de 4 800 fonctionnaires s'affairant à contrôler notre système de santé ! Et c'est sans considérer les nombreux cadres au sein des hôpitaux.

Selon l'Association québécoise d'établissements de santé et de services sociaux (AQESSS), malgré les modifications et les ajouts apportés à la Loi sur les services de santé et les services sociaux au cours des dernières années, le partage des rôles et des responsabilités n'a pas été revu. De plus, la reddition de comptes, bien que nécessaire, a été exacerbée et a contribué au malaise, parce que plusieurs ressources ne font que vérifier que le palier local exerce bien ses responsabilités. En conséquence, le palier régional est omniprésent dans la gestion des établissements, notamment par des demandes de rapports de toutes sortes qui, très souvent, dorment ensuite sur des tablettes. Et bien que plusieurs demandes soient émises par l'agence, elles proviennent souvent du palier supérieur, le MSSS, qui engage lui-même du personnel pour vérifier une deuxième fois les rapports transmis par l'agence.

Aussi surprenante qu'elle puisse paraître, cette tendance se poursuit. En décembre 2011, le ministre Bolduc a ainsi fait adopter une loi qui impose aux hôpitaux une série additionnelle de nouvelles obligations bureaucratiques.

Les centres de santé et de services sociaux

Les CSSS ont la responsabilité des soins et des services sur leurs territoires respectifs ; ils doivent aussi assurer la coordination entre les cliniques, les hôpitaux, les organismes communautaires et les CHSLD. On en compte quatre-vingt-quinze, qui couvrent l'ensemble du territoire. Leur création, en 2004, visait à simplifier les structures, à clarifier le partage des responsabilités, à décentraliser le système et à améliorer la situation sur le plan de l'imputabilité.

La création des CSSS va se justifier s'ils réussissent à faire contrepoids au Ministère et à sa tendance vers la centralisation et la microgestion. S'ils n'y arrivent pas, l'allégement des structures ne réglera en rien le problème premier de notre système de santé. C'est un défi énorme, étant donné la mentalité centralisatrice à l'intérieur du Ministère.

Au-delà de cet aspect, les CSSS présentent des risques et comportent des faiblesses. Ainsi, dans bien des cas, ils constituent de grosses entités au sein desquelles les unités regroupées (hôpitaux, CHSLD et CLSC) perdent leur identité. Dans ces grands ensembles, les médecins, les employés et toutes les personnes impliquées bénévolement se sentent démotivés et déresponsabilisés.

De plus, en prenant comme base les hôpitaux, la création des CSSS accentue encore davantage leur domination sur l'organisation des soins. Certaines personnes, dans les établissements chapeautés par les CSSS, déplorent de voir leurs budgets amputés par ces derniers au profit des hôpitaux. Compte tenu des contraintes budgétaires, le risque que les ressources financières soient accaparées par les hôpitaux est bien réel. Selon le rapport 2011 de la protectrice du citoyen, ce détournement de fonds se produit et doit être corrigé. Pour éviter ce danger et assurer un fonctionnement équilibré des établissements et cliniques sous l'autorité des CSSS, chacun des trois pôles de soins devrait avoir un budget qui lui est propre.

Maintenant que les CSSS sont bien en place, on devrait effectuer une évaluation de leur performance en vue d'apporter les ajustements jugés nécessaires.

Les CSSS constituent un palier additionnel qui vient alourdir encore davantage le système, dans son état actuel. Toutefois, ils assument une bonne part des responsabilités des agences ; ces dernières n'ont donc plus leur raison d'être dans la majorité des régions. À l'exception de la grande région montréalaise, où les besoins sont évidents sur le plan du développement des ressources et de leur coordination à cause de la présence de plusieurs CSSS, de telles fonctions à l'échelle régionale ne sont plus nécessaires.

Selon l'AQESSS, le nombre de cadres dans le système a véritablement explosé : il s'élève à 14 375. Leur rémunération atteint 1 milliard de dollars ; un montant pour lequel aucun soin n'est produit ! L'élimination de la double structure du Ministère et des agences réduirait significativement le coût structurel. C'est une décision qui devra nécessairement être prise. Il n'y a pas d'autre option. Évidemment, la disparition des agences sera vue négativement dans les régions qui voient la santé comme un créateur d'emplois stables et bien rémunérés. Selon l'expression à la mode, nos dirigeants politiques vont devoir « mettre leurs culottes ».

L'amélioration de l'accès aux soins et de leur qualité demande que des changements majeurs soient apportés à la gouvernance de notre système de santé. Un changement fondamental s'impose : celui d'orienter le système dans toutes ses dimensions sur la satisfaction des besoins des personnes. Une gouvernance allégée et fonctionnelle est nécessaire afin d'accroître la productivité. Une clarification des missions et des fonctions de chacun des paliers du système doit être effectuée afin de mettre l'accent sur la responsabilisation et l'imputabilité des intervenants.

Si on en juge par la situation actuelle, il n'existe aucune

stratégie intégrée permettant d'atteindre cet objectif pourtant fondamental. Je suis convaincu que l'implantation, sur une période de trois ou quatre ans, de l'ensemble des mesures proposées dans ce chapitre produirait des gains de productivité et des économies de plusieurs centaines de millions par année. La population paie de lourds impôts pour la santé et les services sociaux. Elle est en droit d'obtenir, malgré l'ampleur du défi, les meilleurs rendements en termes d'accessibilité, de qualité des soins, de sécurité et de productivité du système.

4

Le financement du gouffre

Nous avons vu au premier chapitre que l'augmentation massive des dépenses publiques en santé au cours des dix dernières années n'a pas permis d'améliorer la piètre performance de notre système de santé. Le déséquilibre entre ces dépenses et les revenus de l'État est clairement insoutenable.

Or, notre effort pour financer la santé est plus grand que celui des citoyens des autres provinces. En effet, si nos dépenses publiques en santé sont plus basses de 9,6 % que la moyenne canadienne, notre richesse collective, elle, est inférieure de 14,0 % à la moyenne du Canada. L'Institut canadien d'information sur la santé (ICIS) confirme que, sur le plan de la santé, c'est au Québec que l'effort financier total des citoyens est le plus élevé parmi tous les pays avancés. L'ICIS souligne aussi que même si certaines sociétés avancées dépensent pour la santé une plus petite fraction de leur PIB que le Québec, elles ont néanmoins des systèmes nettement plus performants que le nôtre. La France (1er rang du classement mondial) et la Belgique (21e rang), deux pays culturellement proches de nous (qui sommes au 30e rang), offrent à cet effet des exemples intéressants.

Si nous obtenions des services plus nombreux et de meilleure qualité, le fait d'y consacrer une plus grande part du budget pourrait être un choix acceptable. Mais ce n'est pas le cas. Malgré notre richesse inférieure, nous supportons plus de médecins, d'infirmières et d'effectifs professionnels qu'ailleurs au Canada, et nous recevons moins de services de santé. Une conclusion s'impose : l'injection de plus d'argent dans le système n'est pas la solution aux problèmes auxquels il est confronté. Le taux de croissance des dépenses publiques en santé doit être réduit. Leur augmentation doit être ramenée en ligne avec celle de la richesse collective ou de son équivalent, les revenus de l'État. Cela veut dire, on l'a vu, une augmentation des dépenses publiques en santé de 3 à 4 %, comparativement aux 6 à 7 % des dix dernières années.

Pour atteindre cet objectif, une seule voie est possible, et acceptable. On peut réduire la croissance des dépenses sans remettre en cause les grands principes à la base du système ni réduire le niveau et la qualité des soins et services, en augmentant la productivité et la performance du système. En d'autres termes, il ne s'agit pas de dépenser plus, mais d'obtenir un meilleur rendement sur les énormes sommes consacrées à la santé. Cela implique de mettre en branle un ensemble de mesures qui ont trait à la couverture du système, à l'établissement des priorités, au financement des services et à l'évaluation de la performance.

Dans tous les systèmes de santé, la demande de soins est illimitée. Il est donc nécessaire de circonscrire l'offre de soins couverts par le système. À ce phénomène bien connu s'en ajoute un autre dont nous sommes moins conscients. L'éventail des outils thérapeutiques pour répondre à la demande est en constante évolution, et leurs coûts sont de plus en plus élevés. Aujourd'hui, il existe une multitude de traitements pour des maladies qui, il n'y a pas bien longtemps, étaient considérées comme incurables. Chacun veut obtenir les meilleurs soins et avoir accès aux technologies les plus efficaces, ce qui fait en sorte que notre système de santé est appelé à couvrir une gamme de soins et d'interventions toujours plus grande.

La demande de soins étant illimitée et les revenus étant limités, tout système de santé doit établir ses priorités. Pour ce faire, au Québec, au lieu d'utiliser un processus de décision structuré, on privilégie depuis des années le rationnement et les décisions souvent arbitraires. Le Ministère limite l'offre de soins et de services au moyen des budgets alloués à la santé. Les établissements se voient attribuer des enveloppes fermées et n'ont d'autre choix que de restreindre l'accès aux services.

La limitation de l'offre par rapport à la demande provoque des délais et des temps d'attente pour les consultations et les interventions, des reports d'interventions, l'encombrement des civières à l'urgence, etc. Comme le rationnement est largement arbitraire, et que ses effets varient selon les milieux et les établissements, il a pour effet indirect de créer des inégalités, ce qui va clairement à l'encontre des principes d'équité et d'universalité et des droits des patients.

De plus, l'expérience démontre qu'une limitation trop prolongée de l'offre de soins comme moyen explicite de freiner la hausse des dépenses vient à affecter négativement la performance des systèmes et à introduire des distorsions dans l'allocation des ressources. Il en résulte des délais, du stress et de l'aggravation pour les patients, mais aussi pour le personnel des établissements et des cliniques. À long terme, le rationnement entraîne une augmentation des dépenses et des effets indésirables sur l'accès et la qualité des soins. Il en résulte également des effets négatifs sur le plan de l'économie, en termes d'absentéisme et de délais dans le retour au travail.

En somme, le rationnement de l'offre provoque trop de conséquences négatives — d'autant plus que le gouvernement procède en même temps à des additions arbitraires à la couverture du système de santé. La récente addition de la procréation assistée aux soins couverts constitue un exemple frappant de ce manque de logique purement opportuniste. La controverse autour de cette décision et le sentiment d'iniquité éprouvé par plusieurs personnes aux prises avec de sérieux problèmes de santé auraient pu être évités.

Il est évident qu'on ne peut toujours ajouter sans jamais retrancher. La population doit être convaincue du bien-fondé d'une addition ou d'un retrait à la couverture. Dans un domaine aussi vital que la santé, un processus crédible d'établissement des priorités est essentiel. Le Ministère a la responsabilité de démontrer que les services couverts par le système public sont ceux qui répondent le mieux aux besoins de la population et qu'ils concordent avec l'utilisation la plus efficace des ressources. Cela implique qu'il faut faire des choix transparents, qui tiennent compte de tous les éléments pertinents.

Actuellement, la couverture de notre système de santé s'applique aux soins hospitaliers, aux soins médicalement requis et aux médicaments d'ordonnance à l'extérieur de l'hôpital. En pratique, cela signifie que des soins, des services et des médicaments sont couverts à l'hôpital, mais non à domicile ou en clinique. Cette concentration de notre système autour de l'hôpital nuit à sa performance, l'efficacité des systèmes de santé reposant avant tout sur une bonne organisation de la première ligne et des soins à domicile.

La Loi canadienne sur la santé ne définit pas non plus ce que recouvre le critère du « médicalement requis ». Si ce critère faisait sens il y a cinquante ans, en fonction d'une gamme limitée de soins médicaux, il est nettement dépassé aujourd'hui. Il n'apporte aucune explication dans le contexte de la médecine contemporaine, axée sur la multidisciplinarité, les continuums de soins médicaux et sociaux, et les soins à domicile.

L'imprécision dans l'étendue de la couverture et l'accent sur les soins hospitaliers donnent lieu à des différences importantes selon l'endroit où les patients reçoivent leurs soins. Les exemples sont nombreux :

- les services d'imagerie médicale sont couverts à l'hôpital mais ne le sont pas en clinique ;
- les médicaments sont couverts à l'hôpital et en CHSLD, mais ne le sont que partiellement à domicile ;
- les repas sont couverts à l'hôpital, sont tarifés en CHSLD et ne sont pas couverts à domicile ;
- des soins médicaux mineurs sont couverts, mais les soins psychologiques ne le sont pas.

Outre ces iniquités, l'existence des droits de la personne en matière de santé demande aussi que la couverture soit précisée. En effet, si la couverture du régime n'est pas définie, que signifie le droit à la santé, dans les faits ? Doit-on laisser à la justice la tâche de définir au cas par cas l'étendue de la couverture de notre système de santé ? Il s'agit là d'une question fondamentale qui exige des réponses.

Bref, même s'il n'est pas facile de déterminer ce qui doit ou non être couvert, il n'est plus possible d'échapper à l'exigence de définir de façon transparente et structurée la couverture de notre système de santé et de services sociaux.

Le financement des soins et des services

En 2010, le gouvernement a annoncé l'introduction dans le budget d'une contribution santé. Depuis 2012, cette taxe à caractère nettement régressif s'élève à 200 dollars par année par personne. Les ménages à faible revenu en sont exemptés. Elle devrait apporter pour l'année en cours plus de 950 millions au trésor public. C'est donc une autre ponction qui est loin d'être négligeable.

Le défi des finances publiques en santé ne consiste pas à augmenter les revenus, mais à réduire la croissance des dépenses. Il est en conséquence difficile de comprendre la décision du gouvernement Charest d'imposer cette contribution santé. D'une part, l'expérience des dernières années montre que la simple augmentation des fonds alloués à la santé, sans un ensemble de mesures de redressement, n'a pas pour effet d'améliorer la situation. D'autre part, le caractère régressif de la contribution santé en fait une mauvaise taxe. Cette dernière, qui soulève à juste titre de vives résistances, devrait être abolie lorsque l'équilibre budgétaire aura été rétabli. Le financement de notre système de santé devrait continuer de se faire, comme par le passé, par le biais de la fiscalité générale.

Par contre, en ce qui concerne le financement des soins et des services, des changements sont nécessaires. En 1970, au début de mon mandat comme ministre de la Santé, les hôpitaux étaient financés au moyen de budgets établis sur une base historique. Dans le domaine public, c'était le seul mode de financement connu et utilisé par les gouvernements. Le coût des soins était peu élevé comparativement à aujourd'hui, et il n'y avait pas de notions de performance en matière de systèmes de santé. Bien que ce mode de financement ait fait l'objet de quelques modifications au cours des années, la budgétisation sur base historique est encore utilisée aujourd'hui.

Selon le mode historique, le budget d'une année est basé sur celui de l'année précédente, ajusté en fonction de l'inflation et de quelques facteurs marginaux. Tout le monde sait que ce mode de financement incite les gestionnaires à dépenser la totalité de leurs budgets avant la fin de l'exercice financier afin qu'ils ne soient pas coupés l'année suivante. Une telle attitude est présente à tous les échelons. De plus, ce mode de fonctionnement ne tient aucunement compte de la performance des établissements. Les plus efficaces sont traités sur le même pied que les moins performants, ce qui a pour effet de déresponsabiliser les gestionnaires. Comme l'a dit un de mes interlocuteurs bien au fait des comportements dans notre système de santé, personne n'a intérêt à « performer ».

Dans les établissements, le mot d'ordre est de gérer selon le cadre imposé par le Ministère. Aux yeux des gestionnaires, le respect des règles est un facteur d'avancement et de sécurité d'emploi. Dans les établissements, chacun est conscient que toute innovation, coûteuse en termes d'efforts et de temps, peut très bien se traduire l'année suivante par une réduction du budget. Le budget historique n'incite aucunement la direction des hôpitaux à donner la priorité aux besoins des patients et à l'adaptation à des exigences en constante évolution.

Le rationnement n'est pas une solution acceptable dans une société qui se dit développée. C'est un système qui favorise les luttes de pouvoir. Chaque groupe d'intérêt tente de tirer la couverture de son côté. Les arbitrages ne se font pas en fonction des besoins de la population ou de la qualité des soins, mais à partir des rapports de force existant à l'intérieur et en périphérie du système. Fort disgracieux, les récents accrochages publics entre les présidents des deux grandes fédérations médicales en sont des manifestations évidentes.

Au cours des années, le fonctionnement des systèmes de santé est devenu une véritable science. De nouveaux processus ont été développés grâce à l'informatique, notamment. La nécessité de changer le mode de financement des établissements est devenue évidente. Il y a une douzaine d'années, la commission Clair insistait déjà fortement sur ce point dans son rapport. Aujourd'hui, les avantages d'un mode de financement axé sur le patient et sur la motivation des intervenants ne font plus de doute. Lorsque les établissements sont financés « à l'activité », selon l'expression largement utilisée, ils ont intérêt à traiter davantage de patients pour ainsi générer plus de fonds. Les centres hospitaliers universitaires de Montréal ont tous demandé que leurs services soient financés selon la quantité et la nature des services produits. Même la prudente Association québécoise d'établissements de santé et de services sociaux reconnaît la nécessité d'un tel changement.

Plusieurs systèmes de santé sont financés depuis un bon moment en fonction des soins produits. Au lieu de représenter une dépense pour l'établissement, le patient devient alors une source de revenus. On dit que l'argent suit le patient plutôt que de le précéder. C'est ce changement, majeur, qui a pour effet de placer le client au centre des préoccupations.

Les avantages d'un tel mode de financement sont nombreux. Les hôpitaux et cliniques ont un intérêt financier évident à bien desservir leurs patients, puisque ces derniers constituent la base de leurs revenus. Sans patients, pas de financement de leurs opérations. De plus, grâce à ce mode, l'évaluation de la performance des établissements devient possible et significative. On peut distinguer les établissements selon leur niveau de performance. Les gestionnaires et tous les intervenants se voient ainsi responsabilisés, et leurs différentes actions peuvent leur être imputées. L'innovation et l'adoption des méthodes de gestion les plus efficaces sont privilégiées. Tout cela produit un volume plus élevé et une meilleure qualité de soins. L'objectif visé n'est donc pas de réduire avant tout les dépenses en santé, mais plutôt d'augmenter la productivité du système et d'obtenir davantage pour les ressources allouées.

L'introduction de ce mode de financement est complexe et doit être bien planifiée. Elle doit être faite graduellement afin que le mode de financement soit bien rodé avant d'être étendu à tous les établissements. Des analyses de coûts réalistes sont essentielles, et des ententes satisfaisant les parties en cause doivent être conclues à la suite de négociations.

Le ministère de la Santé n'est pas chaud quant à ce mode de financement. Il craint que l'augmentation du volume de soins lui fasse perdre une partie de son contrôle et nuise à sa microgestion des hôpitaux et des cliniques. Malheureusement, sans ce changement, le système continue dans la voie de la sous-performance et est dans l'incapacité de satisfaire les besoins de la population.

Devant l'immobilisme du ministère de la Santé, le ministre des Finances a annoncé dans son discours du budget 2012 la création d'un groupe d'experts présidé par Wendy Thomson sur le financement à l'activité dans le réseau de la santé et des services sociaux. Il faut souhaiter que le rapport de ce groupe ne soit pas, comme bien d'autres, ignoré par le ministère de la Santé.

L'évaluation de la performance

Afin de pouvoir apprécier les résultats obtenus par les établissements, plusieurs systèmes de santé comportent des objectifs quantitatifs et qualitatifs. Les objectifs quantitatifs portent généralement sur le volume de soins produits, la prise en charge des patients, la réduction des temps d'attente, etc. Les objectifs qualitatifs ont trait aux résultats obtenus, les *outcomes*, tels la prévention, la guérison de la maladie, le taux de morbidité, etc.

L'ensemble des systèmes ont d'ailleurs fait l'objet d'évaluations rigoureuses par des organismes tels l'OCDE, l'Institut canadien d'information sur la santé, le Commissaire à la santé et au bien-être du Québec, le Commonwealth Fund et le Conference Board du Canada. Une revue des récentes évaluations montre un degré élevé de concordance. Entre autres, elles soulignent que notre système de santé se situe parmi les moins performants au Canada, et qu'il se classe au 23e rang sur les 34 pays membres de l'OCDE. Le Commissaire à la santé et au bien-être affirme dans un récent rapport que le Québec a une performance défavorable comparativement au reste du Canada. Plus spécialement, sur le plan de l'organisation des soins, les organismes concluent qu'au Québec :

- nous avons la proportion la plus élevée de personnes sans médecin de famille, et notre système de santé se situe au dernier rang sur le plan de la satisfaction des besoins ;
- nous détenons le record d'utilisation des soins d'urgence, record que nous partageons avec les États-Unis ;
- près de la moitié des consultations aux urgences concernent des problèmes qui pourraient être traités en clinique ;

- notre système de santé se distingue par l'absence d'un programme de gestion des risques ;
- le recours au dossier patient informatisé demeure faible (20 %) par rapport aux autres pays.

Le tableau qui se dégage est pour le moins inquiétant. La performance générale de notre système de santé est si mauvaise que, selon l'OCDE, il serait possible d'effectuer des économies annuelles de l'ordre de 2,5 % de notre produit intérieur brut (PIB) — une estimation que je partage pleinement. Je ne peux m'empêcher de rappeler que le Groupe de travail sur le financement du système de santé avait conclu que ses propositions de réforme comportaient un énorme potentiel d'économies. Je soutiens qu'il est possible d'obtenir bien davantage pour les immenses sommes investies, en termes de volume et de qualité des services.

Certains voient la recherche de la performance comme une idée de droite, donc une idée négative qui doit être combattue. Pourtant, une meilleure performance signifie plus de services et de qualité pour l'argent investi, et un plus grand respect des principes d'universalité et d'accessibilité. Cela n'a rien à voir avec la droite ou la gauche.

Le financement des hôpitaux accapare plus de 50 % du budget du ministère de la Santé et des Services sociaux, soit plus de 17 milliards en 2011-2012. Ce montant est plus élevé que le budget total du ministère de l'Éducation. En fait, les ressources budgétaires de nos grands hôpitaux sont plus grandes que celles de plusieurs ministères. Aucun autre service public n'a un budget plus élevé.

Malgré l'importance des sommes en cause, nos hôpitaux échappent à une véritable évaluation de leur performance.

Tous les établissements sont placés sur le même pied, ce qui est fondamentalement inéquitable et démotivant pour les responsables des hôpitaux. De plus, quand on songe aux trop nombreux exemples d'une mauvaise utilisation des fonds publics, une telle situation laisse perplexe, surtout lorsqu'on sait que notre système de santé se situe parmi les moins performants de l'OCDE, et même simplement du Canada.

La question de l'évaluation de la performance des établissements de santé prend de plus en plus d'importance dans la plupart des pays. Au moyen de nombreux indicateurs, on évalue l'accessibilité, la satisfaction des patients, les résultats sur le plan clinique, la productivité, etc. Les évaluations sont effectuées périodiquement, et les résultats sont largement diffusés et accessibles.

Les programmes développés en Grande-Bretagne, dans les pays scandinaves, en Catalogne et par l'organisation Kaiser Permanente, aux États-Unis, peuvent servir de modèles. En Grande-Bretagne, divers aspects des activités hospitalières font l'objet de classements périodiques. Malgré les résistances initiales du milieu, ces classements sont maintenant chose courante. L'information est facilement accessible, et les citoyens s'y réfèrent abondamment. C'est grâce aux programmes d'évaluation que ces derniers peuvent connaître l'efficacité des pourvoyeurs de soins. Dans tous les systèmes, on insiste notamment sur l'importance de la transparence et de l'information. Cela contraste avec la culture de l'hermétisme existant au ministère québécois de la Santé.

L'évaluation de la performance comporte plusieurs avantages. Elle permet en premier lieu de distinguer les hôpitaux selon leur degré de productivité, ce qui a pour effet d'introduire dans le système un élément nécessaire d'émulation et de motivation, ou, en d'autres termes, de concurrence interne. Grâce à l'information produite, il devient également possible de donner plus de latitude aux hôpitaux performants. Au lieu de soumettre tous les établissements aux mêmes contrôles, l'attention peut porter sur ceux qui en ont le plus besoin. Des programmes d'intéressement peuvent aussi être introduits. À titre d'exemple, dans certains pays, les meilleurs hôpitaux peuvent conserver une partie des surplus budgétaires qu'ils ont pu dégager.

Il existe de nombreuses façons d'évaluer, au moyen d'indicateurs, la performance qualitative des systèmes de santé. Les évaluations peuvent porter sur l'incidence de maladies, le taux de réussite d'interventions chirurgicales, les temps d'attente, le taux d'hospitalisation de malades chroniques, etc. Quant à l'évaluation quantitative, elle porte généralement sur le volume de soins produits, la prise en charge des patients, la réduction des temps d'attente et le suivi des patients. Il est aussi possible de mesurer et de comparer les résultats obtenus par rapport à des objectifs fixés au préalable, ou par rapport à ceux d'autres établissements.

Selon un de mes interlocuteurs directement impliqués dans l'administration des hôpitaux, personne à ce niveau n'est vraiment intéressé par l'évaluation de la performance. C'est peut-être un jugement trop sévère, mais qui demeure fort révélateur de l'esprit général. L'élaboration d'un programme d'évaluation de la performance économique et financière des hôpitaux introduirait, à faible coût, un important élément de dynamisme dans notre système de santé. La question a déjà fait l'objet au Québec de plusieurs recherches et études. Certains travaux intéressants faciliteraient le développement d'indicateurs crédibles. De plus, grâce à l'existence de plusieurs banques de données, l'introduction d'un tel programme pourrait s'effectuer dans des délais raisonnables.

Une mise en garde m'apparaît toutefois nécessaire : les responsables de la production des services ne devraient pas s'autoévaluer. Pour être pleinement crédible, la mise en œuvre et la gestion d'un tel programme devraient être confiées à un organisme indépendant. Cette mission pourrait être confiée au Commissaire à la santé et au bien-être, qui a déjà la responsabilité d'évaluer notre système dans son ensemble. Une telle mission lui donnerait un rôle plus concret et plus susceptible d'améliorer la situation.

Dans un contexte de contraintes budgétaires, qui appelle une saine allocation des ressources, il est essentiel de connaître la performance des établissements. On évalue à des centaines de millions annuellement les économies potentielles qui résulteraient, à terme, de l'introduction d'un tel programme. Les coûts économiques et sociaux de la situation actuelle sont énormes. L'amélioration de la performance de nos hôpitaux constitue ni plus ni moins qu'une obligation.

Il est inacceptable que nous en soyons encore au stade d'insister sur le caractère essentiel de cette mesure. Qu'attendent donc le premier ministre et le ministre des Finances pour forcer le ministère de la Santé à agir ? Les citoyens paient très cher pour leurs services de santé, et ils ont le droit de savoir comment leurs impôts et leurs taxes sont utilisés.

Les transferts fédéraux

Le gouvernement fédéral a annoncé sa décision de ramener, à compter de 2017, ses paiements de transfert en santé au niveau de l'augmentation prévisible de ses revenus, soit environ 4 % par année, avec un plancher de 3 %. Cette réduction de l'ordre de 2 à 3 % par année va certainement ajouter à l'acuité du problème de financement de notre système de santé. Un groupe de travail du Conseil de la fédération a estimé qu'entre 2014-2015 et 2023-2024, les provinces recevront 34 milliards de moins qu'avec la formule actuelle. Cela signifie que le gouvernement fédéral assumera moins de 20 % de la facture en santé, comparativement à environ 25 % présentement.

Le changement de la formule de financement était pourtant prévisible. En 2008, le Groupe de travail sur le financement du système de santé avait insisté sur la nécessité d'aligner les dépenses de notre système de santé sur les revenus du gouvernement. Il fallait s'attendre à ce que, tôt ou tard, le gouvernement fédéral fasse de même. Ce qui apparaissait nécessaire au niveau québécois ne l'était pas moins au niveau fédéral.

Au cours des années 1950 et 1960, les gouvernements des provinces ont tous créé des régimes d'assurance pour les frais hospitaliers et les soins médicaux, le gouvernement fédéral s'étant engagé à financer 50 % de la moyenne de leur coût. La formule de financement de la part du fédéral comportait un élément de redistribution en faveur des provinces dont le coût du régime se situait au-dessous de la moyenne nationale. Cet élément avait pour but l'établissement dans l'ensemble du pays d'un standard d'accessibilité et de qualité des soins.

Pour bénéficier de l'aide fédérale, les régimes provinciaux ont dû satisfaire à des critères ayant trait à l'universalité, à l'intégralité de la couverture, au caractère public de l'administration et à la transférabilité. Le système de santé québécois a toujours respecté ces critères. Cependant, avec le passage du temps, une tendance vers la surfacturation des patients s'est manifestée, principalement en Ontario, au début des années 1980. En réaction, le gouvernement fédéral a alors introduit des sanctions financières à l'endroit des provinces qui, selon son jugement, ne respectaient pas les critères de la loi. La surfacturation a cessé et, depuis, aucune province n'a été pénalisée pour infraction.

Confronté à de sérieux problèmes budgétaires au milieu des années 1990, le gouvernement Chrétien a décidé de réduire de façon draconienne sa contribution à la santé. Sa participation est passée de 50 % à moins de 25 % des coûts. Le gouvernement québécois, également aux prises avec une détérioration de ses finances publiques, s'est vu obligé d'effectuer à la même époque de profondes coupures dans ses dépenses en santé. C'est ainsi qu'il a mis fin au virage ambulatoire que voulait lancer le ministre Jean Rochon. Il a aussi décidé d'offrir une généreuse retraite anticipée à des centaines de médecins et d'infirmières, sans tenir compte du fait qu'ils assumaient des services essentiels à la population. Les effets de ces deux décisions ont été désastreux, et nous en subissons encore aujourd'hui les conséquences.

En 2004, dans le but d'atténuer les torts qui avaient été infligés aux provinces, le gouvernement fédéral de Paul Martin s'est engagé à augmenter de 6 % par année sa contribution financière à la santé. Cet engagement visait à redonner aux provinces une certaine marge de manœuvre. Cependant, pour le gouvernement fédéral, l'indexation à 6 % par année signifiait que ses dépenses en santé augmenteraient plus rapidement que ses revenus, une orientation intenable à moyen et à long terme.

En introduisant une formule de financement par personne, le gouvernement fédéral va dorénavant favoriser les provinces dont la population croît plus rapidement. Ce n'est manifestement pas le cas du Québec. Cela aura pour effet, en outre, d'éliminer la redistribution en faveur des provinces se situant sous la moyenne nationale. Ce sont le Québec et les Maritimes qui subiront les effets de ce changement que l'on a qualifié de redistribution à l'envers. Même si son impact financier ne menace pas la survie de notre régime, cette modification va à l'encontre de l'esprit traditionnel du fédéralisme en matière de santé et de services sociaux. Je ne peux m'empêcher de penser que ce changement d'un principe de base du fédéralisme canadien ne peut qu'augmenter le sentiment d'éloignement du Canada que ressentent de plus en plus de Québécois.

Par contre, l'abolition des conditions liées aux transferts fédéraux constitue un changement nettement positif. Tous les gouvernements québécois se sont plaints de l'intrusion du fédéral dans ce domaine de juridiction provinciale. Il n'y a toutefois aucune garantie qu'un futur gouvernement à Ottawa ne décide d'intervenir, comme dans le passé.

Ces changements profonds ont naturellement provoqué de nombreuses réactions. Pour ma part, je crois que l'alignement des transferts sur la croissance économique est justifié sur le plan des principes. Un gouvernement ne peut accepter les inévitables distorsions résultant d'un poste de dépenses qui augmente systématiquement plus vite que ses revenus. En 2008, mon Groupe de travail sur le financement du système de santé avait d'ailleurs proposé au gouvernement un ensemble de mesures destinées à ramener, sur une période de cinq à sept ans, la croissance des dépenses en santé au niveau de la croissance des revenus et à rétablir ainsi l'équilibre budgétaire.

Le premier ministre Charest a vivement dénoncé l'intention du gouvernement Harper de réduire sa participation financière à la santé. Ce changement était pourtant prévisible. Le premier ministre aurait mieux fait de lire notre rapport sur le financement au lieu de le rejeter dès sa publication. Il aurait alors pu anticiper ce qui devait arriver. Plus important encore, nous serions déjà bien engagés dans un programme de freinage des dépenses en santé axé sur la performance et l'accès à des soins de meilleure qualité.

Une conclusion s'impose. Notre gouvernement doit se fixer comme objectif de lier la croissance de ses dépenses publiques en santé à celle de l'économie ou de la richesse collective, et se préparer à une réduction de la croissance des transferts fédéraux. C'est la seule voie à prendre, car, peu importe la formule fédérale, le gouvernement provincial doit financer la majeure partie de son système public de santé.

Les frais modérateurs

Avant de terminer ce chapitre, il me faut traiter une question qui refait périodiquement surface. Depuis le lancement de l'assurance maladie, la question des frais modérateurs a souvent fait l'objet de débats. D'ailleurs, bien des gens me demandent : ne croyez-vous pas que l'on devrait payer un certain montant lorsque nous recevons des soins ?

Lors de l'établissement de l'assurance maladie, en 1970, l'objectif premier était de favoriser l'accès aux soins. Il n'existait pas de problème de surconsommation des soins, au contraire. Rien n'aurait donc justifié l'introduction de frais modérateurs, comme c'était le cas dans la plupart des systèmes de santé européens. Je m'y suis donc opposé, malgré certaines pressions exercées notamment au sein du caucus par mes collègues députés.

Avec le temps, la situation a changé. Certains abus et comportements indésirables se sont manifestés. On constate que bien des personnes se présentent aux urgences pour des malaises passagers qui pourraient être soignés sans consultation à l'hôpital. De nombreux problèmes pourraient être évités par des changements dans les habitudes de vie.

Devant cette évidence, et sachant fort bien que je pourrais être critiqué, j'ai osé, il y a une dizaine d'années, me prononcer en faveur de l'imposition de modestes frais modérateurs afin que les personnes soient conscientes que les soins ne sont pas gratuits, que quelqu'un doit payer. À mon avis, de tels frais auraient pu influencer quelque peu les comportements. Mais la réaction a été violente et largement démagogique. L'introduction de frais modérateurs aurait ni plus ni moins constitué le premier pas vers la privatisation de notre système de santé. C'était, selon certains, remettre en cause les fondements mêmes de l'assurance maladie.

Cette réaction m'est d'autant plus difficile à comprendre que, dans les systèmes européens, les frais modérateurs sont la règle plutôt que l'exception. Pourquoi ici, au Québec, les gens acceptent-ils de payer des frais modérateurs pour les médicaments mais non pour les soins médicaux ? D'autant plus qu'ils n'hésitent pas à dépenser très librement pour un tas de choses non essentielles.

Je dois me rendre à l'évidence. Pour des raisons qui me sont obscures, le débat sur les frais modérateurs est clos. Aucun parti politique n'oserait s'aventurer sur ce terrain.

5

Une réforme de la rémunération

Deux aspects retiennent l'attention au sujet de la rémunération des médecins dans notre système public de santé : son
niveau et son évolution, d'une part, et ses modalités, d'autre
part. Il est évidemment nécessaire que le niveau de la rémunération soit suffisamment élevé pour inciter les médecins à
assumer leurs responsabilités et à bien effectuer leur travail.
De façon générale, les sociétés reconnaissent que, compte
tenu de la nature de leurs tâches, les médecins doivent être
bien traités. Au Québec comme ailleurs, les gens veulent avoir
confiance en leurs médecins et acceptent le traitement spécial,
privilégié, qui leur est octroyé.

Au cours des années 2000-2010, la rémunération globale
des médecins au Québec a augmenté de 7,8 % par année,
pour passer de 2,6 milliards à 4,9 milliards annuellement.
En 2010-2011, elle est passée de 4,9 à 5,4 milliards, soit une
augmentation de 10,2 %. Comparativement au niveau
de 2005, la rémunération annuelle des quelque 18 500 médecins a augmenté de près de 2 milliards ! Il faut ajouter à ce
montant les coûts non négligeables de la RAMQ, qui gère
cette rétribution. Aucun autre poste budgétaire important au
sein de l'appareil gouvernemental n'a connu une telle croissance.

En 2011, la rémunération individuelle moyenne des 9 000 omnipraticiens s'est élevée à 188 000 dollars, et celle des 9 500 spécialistes a varié de 350 000 dollars pour la chirurgie générale à 535 000 dollars pour la chirurgie cardiaque. Nombre de médecins, particulièrement chez les spécialistes, ont vu leur rémunération excéder 1 million par année.

Au printemps 2011, les ententes entre le Ministère et les fédérations médicales ont été renouvelées. Malgré ma demande auprès du gouvernement, il ne m'a pas été possible de connaître la teneur de ces ententes. Selon les renseignements que j'ai obtenus, elles ont été négociées sans qu'au ministère des Finances on soit au courant de leur contenu. C'est pour le moins surprenant. D'après le peu d'information rendue publique, nous savons toutefois qu'elles comportent un rattrapage significatif avec les autres provinces. Le 17 juin, ces ententes ont fait l'objet d'un communiqué laconique dans lequel le ministre de la Santé et la présidente du Conseil du Trésor rassurent la population en affirmant, sans aucune information supplémentaire, que les Québécois sont les grands gagnants de ces négociations. Un bel exemple de transparence !

Compte tenu de l'historique de la dernière décennie et du rattrapage effectué, on ne peut croire à un ralentissement de la croissance de la rémunération, au cours des prochaines années, en deçà des 8 à 10 %. Une telle perspective est incompréhensible et nettement insoutenable. Elle témoigne de la crainte qu'a inspirée chez le ministre de la Santé la Fédération des médecins spécialistes.

Au cours de l'exercice 2011-2012, la rémunération publique des médecins a absorbé 8,2 % des dépenses de programme du gouvernement, qui sont de 59,8 milliards, et 17,0 % des dépenses publiques en santé. Dans l'ensemble des dépenses gouvernementales, seul le budget du ministère de l'Éducation, du Loisir et du Sport est plus élevé. Ces données illustrent l'effort considérable qui a été consacré à leur rémunération. Il serait difficile de conclure que les déficiences de notre système de santé sont causées, comme certains le prétendent, par une trop faible rémunération des médecins.

Au Québec, les médecins sont très bien payés et jouissent d'une grande liberté professionnelle, si on compare avec la France, la Grande-Bretagne et les pays scandinaves. Les écarts par rapport aux niveaux de rémunération d'autres provinces canadiennes ont été largement réduits. Vouloir aller plus haut dans le rattrapage, comme le souhaitent les fédérations médicales, aurait pour effet d'imposer aux contribuables québécois un fardeau excessif compte tenu de leurs revenus moins élevés.

De plus, au début de 2012, le gouvernement de l'Ontario a annoncé son intention de réduire les honoraires versés pour certains actes médicaux. On donne notamment pour explication le fait que certaines interventions nécessitent beaucoup moins de temps que par le passé grâce aux progrès technologiques : même s'il est possible d'effectuer dans une journée un plus grand nombre de ces actes, les honoraires étaient demeurés inchangés jusqu'ici. Le gouvernement de la Colombie-Britannique a laissé entendre qu'il envisage de suivre l'exemple de l'Ontario.

Les modalités de la rémunération constituent la deuxième dimension de la question. Comme ce sont les médecins qui génèrent les activités, la façon dont ils sont rétribués influence le volume et la qualité des soins produits par le système. De là l'importance d'identifier les effets des modalités de leur rémunération. D'ailleurs, il est maintenant bien établi que ces dernières ont une influence déterminante sur la pratique des médecins.

Selon l'Organisation mondiale de la santé, au cours des dernières années, plusieurs pays ont mis en place d'importantes réformes afin d'accroître la performance de leur système de santé. Les résultats qu'ils ont obtenus se sont avérés fort positifs. On considère dans ces pays que les mécanismes de rémunération et d'incitation jouent dans les systèmes un rôle à la fois important et irremplaçable. Ils aident à aligner ou à concilier les intérêts des parties, ainsi qu'à établir un équilibre entre la prévention et le traitement et, également, entre la performance à court et à long terme des systèmes. Bref, ils contribuent efficacement à l'amélioration de la santé et à la réduction de la maladie.

Pour que ces mécanismes soient dynamiques et efficaces, leurs composantes doivent être interreliées et constituer un tout intégré, cohérent et fonctionnel. Si certains éléments d'un système de santé poursuivent, consciemment ou non, des objectifs qui diffèrent de ceux des autres ou qu'ils cherchent à atteindre leurs buts isolément, les résultats et la performance du système vont être affectés. Cette exigence s'applique notamment à la rémunération des médecins.

De façon générale, la rémunération des médecins est effectuée selon trois modes : la rémunération à l'acte, qui est bien connue ; la capitation, selon laquelle le médecin reçoit un paiement forfaitaire pour chaque personne inscrite sur sa liste ; et la vacation, qui comprend le salariat. Chaque mode est susceptible de donner lieu à des comportements différents de la part des médecins.

La rémunération à l'acte lie directement le revenu au

volume d'activité ou d'actes posés. Elle ne tient pas nécessairement compte des caractéristiques et des besoins de la population à desservir. Ce mode de rétribution met l'accent sur le nombre d'actes et le volume de soins produits. Il peut en conséquence sembler approprié dans un contexte de problèmes d'accessibilité aux soins.

Par contre, le médecin aura tendance à prioriser le traitement des symptômes plutôt que leur cause. En réalité, le paiement à l'acte s'accorde de moins en moins avec les exigences de la prévention et de la médecine familiale, des traitements chirurgicaux et autres nécessitant un travail en équipe et un suivi des malades, particulièrement des malades chroniques. Les études montrent qu'il peut en outre inciter le médecin de famille à n'accepter que les cas qui correspondent à ses objectifs personnels et professionnels. Par exemple, certains ne voudront traiter que des cas légers et dirigeront les cas plus lourds vers les urgences ou des confrères.

Le paiement à l'acte peut également inciter les médecins à augmenter le nombre de consultations par patient. Cette augmentation de l'offre n'est pas nécessairement mauvaise, notamment en situation de pénurie de médecins. Le problème est qu'il est alors possible d'influencer la demande de soins au-delà de ce qui est nécessaire, de multiplier les tests et les analyses et de s'engager dans une surproduction de certains types de soins.

Dans une étude publiée en 2011, Pierre T. Léger, professeur à HEC Montréal, porte le jugement suivant sur le paiement à l'acte :

Le paiement à l'acte est un incitatif financier qui pousse les médecins à encourager la surconsommation de services de santé, étant donné qu'ils sont récompensés pour un volume de services plus élevé. En d'autres termes, les médecins touchent un revenu plus élevé lorsque leurs patients utilisent davantage de services. En outre, le paiement à l'acte n'incite pas les médecins à tenir compte du coût des traitements et leur rémunération n'est pas associée aux résultats de santé des patients.

L'expérience enseigne qu'établir un plafond des honoraires individuels n'est pas un bon moyen de contrôler le volume de soins. Un plafond élevé a un effet limité en termes d'encadrement du volume d'activité. Avec un plafond plus bas, les effets pervers ne sont pas négligeables : limitation de l'activité des médecins, diminution de la durée des consultations, etc. Bref, le paiement à l'acte favorise le volume de soins, de tests et de services, au détriment des besoins de soins continus et de prise en charge des patients.

La capitation est un mode de rémunération selon lequel un montant fixe est versé au médecin pour chaque patient inscrit à sa pratique. Le montant peut être ajusté en fonction de l'âge et du sexe des patients. Elle permet au médecin de consacrer plus de temps à chacun et de produire une large gamme de services, dont la prévention et le suivi des patients. Enfin, elle met davantage l'accent sur la qualité des soins.

En théorie, la capitation incite le médecin à avoir une pratique efficace, notamment à ne voir ses patients que lorsque c'est nécessaire. Toutefois, elle peut encourager un transfert excessif de patients vers des spécialistes ou vers l'hôpital. Une récente étude du McMaster Health Forum conclut que la capitation donne lieu à un volume de soins moins élevé comparativement au paiement à l'acte. De plus, elle peut exposer le médecin à un risque financier si sa clientèle jouit d'une santé moins bonne que la moyenne sur laquelle le forfait par personne a été établi : il devra alors accorder beaucoup plus de temps à ses patients, et le volume de sa clientèle s'en ressentira. Certains médecins, par conséquent, pourraient avoir tendance à sélectionner des patients en meilleure santé et délibérément refuser les gens dont l'état est problématique. Pour limiter ce risque dans les systèmes qui utilisent la capitation, on établit généralement la taille moyenne de la clientèle par médecin.

Il faut garder à l'esprit que les médecins ont, consciemment ou non, un double objectif : le niveau de leur revenu et la santé de leurs patients. Il ne fait aucun doute que ces deux dimensions sont présentes dans leurs décisions au sujet de leurs patients. Dans une étude expérimentale publiée en 2009, les auteurs Hennig-Schmidt, Selten et Wiesen ont assigné une valeur monétaire aux bénéfices reçus par les patients, ce qui leur a permis de montrer que ces derniers sont sur-traités dans le cadre du paiement à l'acte et sous-traités en capitation. Ces résultats vont dans le même sens que ceux d'autres études similaires.

La vacation, enfin, qui comprend le salariat et le forfait, permet de déconnecter la rémunération de l'acte médical. Les décisions que prend le médecin salarié n'ont aucun impact sur sa rétribution. De ce fait, la vacation favorise la qualité des soins : le médecin peut porter plus d'attention à chacun de ses patients et à des tâches administratives et d'enseignement. Ce mode a également l'avantage de présenter des coûts prévisibles pour le système de santé.

En revanche, le salariat pose un problème d'incitation à l'effort. Le médecin n'est alors aucunement incité à accroître le nombre de ses patients. Des études confirment que cette forme de rémunération est associée à un volume réduit de recommandations et de tests et procédures par patient, comparativement au paiement à l'acte et à la capitation.

En définitive, aucun des trois modes pris séparément ne peut produire des résultats pleinement satisfaisants. D'ailleurs, j'ai déjà entendu dire que les trois pires modes de rémunération sont le paiement à l'acte, la capitation et le salariat — ce qui signifiait sans doute qu'aucun des trois ne devrait être utilisé de façon unique. C'est ce qui explique l'utilisation de modes mixtes de rémunération : par exemple, un médecin peut être rétribué par capitation (un montant pour chaque patient inscrit) et par des paiements à l'acte (pour les soins et services produits). Mais l'introduction de modes mixtes de rémunération ne doit pas constituer une mesure isolée. Ces modalités doivent tout d'abord inciter les médecins à orienter leurs activités en fonction d'objectifs clairs et équilibrés. En l'absence de tels objectifs, la rémunération s'alignera inévitablement sur les buts professionnels et personnels des médecins, peu importe le mode de rémunération.

Les études établissent clairement que les modalités de la rétribution influencent la pratique et les habitudes de travail des médecins. De façon générale, ils sont sensibles aux incitations induites par les modes de rémunération et ils modifient leur pratique en conséquence. Cela relève du sens commun : la façon de payer les travailleurs influe sur leur façon de travailler, peu importe leur domaine d'activité. Ainsi, le paiement à l'acte favorise le volume de soins ; la capitation, la prise en charge des personnes ; et le salariat ou la vacation, la variété des tâches.

Les modes de rémunération mixtes visent à atténuer les

effets négatifs de chacun pris isolément. Ils peuvent permettre de privilégier certaines activités et, possiblement, contribuer à la poursuite d'objectifs préétablis. Il faut donc identifier les objectifs qui importent et sur lesquels la rémunération peut avoir des effets.

L'entente de 2012 avec les omnipraticiens

Un bref rappel des événements entourant la création de l'assurance maladie peut être utile pour mieux comprendre la nature de l'entente de 2012 entre le gouvernement et les omnipraticiens. Lors de sa création, le régime d'assurance maladie avait pour unique but de protéger les citoyens contre les risques financiers associés à la maladie. Afin de ne pas compromettre la mise en place du régime, le paiement à l'acte a été maintenu : tout changement dans le mode de rémunération aurait été considéré par les médecins comme une tentative de la part du gouvernement de s'immiscer dans leur pratique. Quarante ans plus tard, cette façon de faire prévaut toujours.

À la fin des années 1960, l'avènement de l'assurance maladie suscitait une vive résistance au sein de la profession médicale, particulièrement chez les médecins spécialistes. Pour calmer ces inquiétudes, on a créé la RAMQ : on a ainsi donné aux médecins la garantie qu'il n'y aurait pas d'intervention gouvernementale directe dans leur pratique. Depuis, au lieu d'être payés directement par les établissements, les médecins reçoivent leur rémunération par l'entremise de la RAMQ. Cet organisme, au sein duquel ils sont fortement représentés, a pour mission d'appliquer les ententes conclues avec les fédérations médicales. Il faut retenir que la RAMQ n'établit pas les politiques ni la réglementation. Elle est un agent payeur qui ne peut exercer que des contrôles administratifs.

Depuis le début du régime, la rémunération des médecins est établie selon des ententes négociées périodiquement entre le MSSS, la FMOQ et la FMSQ. Aujourd'hui, ces ententes constituent de véritables bibles. Elles sont de la même nature que les conventions collectives dans tous les autres secteurs d'activité : les fédérations poursuivent ainsi l'objectif d'obtenir pour leurs membres les conditions de travail les plus favorables et les plus généreuses. Quant au gouvernement, il vise, en théorie à tout le moins, à donner satisfaction aux médecins à l'intérieur des limites dictées par sa capacité de payer. Le contenu des ententes montre qu'elles sont aussi le produit de réactions par rapport à des situations jugées défavorables ou à des crises dans le système de santé, ce qui explique leur nombre élevé d'annexes, de mesures et de lettres d'entente. La poursuite d'objectifs plus larges et propres au système de santé n'est apparue que récemment dans les textes. Cette préoccupation est toutefois passée nettement au second plan.

Selon l'entente, la rémunération à l'acte constitue le mode général de rémunération. De nombreux incitatifs financiers s'y ajoutent toutefois pour une série d'activités, telles les activités médicales particulières (AMP). Par contre, l'entente ne comporte aucun objectif particulier ayant trait à la qualité des soins, à la sécurité des patients, à la productivité des médecins ou à la performance du système de santé. On y trouve bien quelques dispositions susceptibles d'améliorer la qualité (rémunération pour des jours de formation ou des fonctions médico-administratives, prise en charge de patients vulnérables, etc.), mais elles semblent plutôt disparates et ne font pas partie d'un effort concerté de redressement de la première ligne ou des soins à domicile. Il faut aussi déplorer le fait que, malgré l'ampleur des sommes en cause, le texte ne comprend aucune disposition sur l'établissement d'objectifs, l'évaluation des résultats sur le plan de la santé et la performance des médecins. Dans l'ensemble, c'est l'éparpillement qui caractérise l'entente avec la FMOQ.

Certaines modifications ont été faites au cours des années dans le but d'améliorer l'accessibilité aux soins. Mais le paiement à l'acte est demeuré le mode prévalent de rémunération des médecins. Les données de la RAMQ et de l'Institut canadien d'information sur la santé démontrent que la plus grande partie, soit les trois quarts, de la rémunération clinique des médecins en 2008-2009 a été versée selon le mode du paiement à l'acte. Cette proportion est sensiblement la même pour les omnipraticiens et les spécialistes. On constate de plus que l'évolution vers des modes de rémunération mixtes a été particulièrement lente. Entre 1999 et 2009, la proportion des paiements à l'acte a baissé de seulement 10 %.

La forme de rétribution fait en sorte que bien des omnipraticiens multiplient les courtes consultations et les rappels périodiques. Comme ils n'ont pas le temps d'analyser l'état de santé du patient et de poser un diagnostic différencié, ils se limitent bien souvent à traiter les symptômes et à prescrire des médicaments. Si la maladie est un peu plus sérieuse, ils se fient à des analyses de laboratoire et à des examens radiologiques, qu'ils prescrivent abondamment, ou agissent comme répartiteurs et dirigent leurs patients vers des spécialistes. Ce type de médecine axée sur le volume de soins doit nécessairement être amélioré.

Une productivité décroissante

Nous avons vu que les omnipraticiens consacrent une part appréciable de leur temps à des activités hors de la première ligne, notamment dans les AMP et les hôpitaux, et qu'ils ont modifié leur profil de pratique. Les données de la RAMQ montrent qu'en conséquence, depuis dix ans, le nombre d'examens médicaux par omnipraticien n'a cessé de diminuer, passant de 2 655 par année à 2 120. Si l'on tient compte de l'augmentation de la rémunération pendant la même période, la productivité des omnipraticiens sur le plan des examens a subi une baisse significative. C'est inquiétant, mais aussi révélateur.

Au cours des dernières années, sous le mode du paiement à l'acte, le nombre total de services par omnipraticien a connu une diminution constante, pour une baisse globale d'environ 10 %. Or, pendant la même période, leur rémunération a augmenté de plus de 7 % par année, ce qui signifie que leur productivité en termes de services a diminué de plus de 15 %. Selon un rapport s'intéressant à seize pays membres de l'OCDE, au cours des dernières années, la productivité des médecins a diminué de façon générale, sauf en Allemagne et au Danemark. Le Canada et le Québec se classent malgré tout dans le groupe de pays où la productivité a le plus diminué, avec la Suède, l'Australie et le Royaume-Uni.

Un autre rapport, provenant celui-là de l'Institut canadien d'information sur la santé, note que 4,2 millions de Canadiens n'auraient pas de médecin habituel ; on estime qu'entre 1,5 et 2 millions de Québécois seraient dans cette situation. Cela signifie que parmi les citoyens canadiens qui n'ont pas de médecin de famille, entre le tiers et la moitié seraient québécois, bien que la population de notre province représente moins de 25 % de la population canadienne. Cette analyse, quoique imparfaite, tend à confirmer la productivité plus faible des médecins au Québec.

Dans l'ensemble, le constat est clair : non seulement la productivité des omnipraticiens québécois est peu élevée dans leurs activités de première ligne, mais elle baisse d'année en année. Cela confirme, selon moi, l'existence de sérieux problèmes sur le plan de l'organisation et de la rémunération. Si les omnipraticiens pratiquaient dans un système efficace, selon un mode de rémunération mixte bien adapté, je n'ai aucun doute qu'ils offriraient une bien meilleure performance. Une telle forme de rétribution pourrait en effet augmenter la qualité des services en permettant aux médecins de famille de passer plus de temps avec leurs patients, d'aller au-delà des symptômes et d'agir davantage au niveau des causes. Tout indique qu'il en résulterait une réduction de la maladie, une population en meilleure santé et, finalement, des coûts moins élevés grâce à une productivité accrue.

L'entente actuelle avec la FMOQ ne correspond aucunement aux exigences d'une première ligne efficace qui met l'accent sur la qualité et non seulement sur le volume de soins. Elle est essentiellement le produit de négociations *ad hoc* sans vision d'ensemble ni objectifs prédominants. Une révision en vue de l'établissement d'une première ligne à la hauteur de la situation est essentielle et devrait constituer une priorité de tout premier plan. La rémunération de l'omnipraticien et du médecin de famille doit leur permettre d'intégrer la prévention dans leur pratique, de formuler des diagnostics réfléchis, de traiter et de suivre leurs patients, d'établir et de maintenir des liens avec les spécialistes, de voir leurs patients à domicile et dans des ressources intermédiaires. De plus, elle doit autoriser le travail en équipe et le partage des tâches avec d'autres professionnels (dans le cadre de la rémunération à l'acte, pour être rémunéré, le médecin doit être celui qui donne le soin : il ne peut déléguer sa tâche à une autre personne). Seul un mode mixte combinant la capitation et le paiement à l'acte peut permettre au médecin de poursuivre simultanément et de manière appropriée une telle gamme d'activités. On constate d'ailleurs que plusieurs États ont introduit un tel mode dans le but de rétribuer adéquatement les médecins de première ligne.

Il peut sembler contre-indiqué de s'éloigner du paiement à l'acte, compte tenu des problèmes d'accessibilité particulièrement aigus dans notre système. Mais l'expérience acquise avec les modes de rémunération mixtes montre que les systèmes de santé qui ont adopté une combinaison de capitation et de paiement à l'acte obtiennent les meilleurs résultats en termes d'accessibilité et de productivité.

Dans plusieurs pays qui ont opté pour des modes mixtes, la rémunération est répartie à raison de 50 % ou plus par capitation et de 50 % ou moins par paiement à l'acte. De plus, les médecins doivent inscrire un nombre minimum de personnes sur leurs listes : ce nombre varie de 1 500 à 1 700 selon les pays. En l'absence d'une telle exigence, on considère qu'un médecin pourrait choisir de travailler un nombre d'heures limité et obtenir ainsi un niveau de revenu qui lui apparaît satisfaisant. D'ailleurs, une analyse des données indique que le nombre de médecins qui choisissent des horaires limités va en augmentant.

La pratique de la médecine a considérablement évolué avec le passage du temps. Aujourd'hui, bien des médecins optent pour des modes de pratique plus légers, pour des heures de travail réduites ou pour un nombre limité de patients. En vertu de l'entente entre la FMOQ et le Ministère, tous les médecins sont rémunérés selon les mêmes tarifs. Ceux qui ne sont que partiellement engagés dans le système sont traités sur le même pied que les autres. Pourtant, pour que la première ligne joue pleinement son rôle, les conditions et le niveau de la rémunération des médecins devraient favoriser ceux qui s'engagent pleinement dans leur pratique. Les médecins qui choisissent un niveau réduit d'activité et un engagement limité envers le système de santé devraient être payés selon des tarifs moins élevés. Ce qui n'est pas le cas dans l'entente avec la FMOQ.

Dans notre système, où chaque médecin compte présentement environ 700 patients, une norme de 1 500 personnes devrait être appliquée graduellement, sur une période de deux à trois ans, pour les médecins qui n'assument pas d'autres activités dans le système. Cette période de transition permettrait d'effectuer les changements connexes nécessaires. Notre société traite généreusement les médecins et leur accorde un monopole. Elle est en droit de s'attendre à un engagement réel de leur part dans la poursuite des objectifs de notre système public de santé.

Enfin, l'utilisation d'incitatifs financiers pour des tâches d'ordre secondaire, telles la tenue de dossiers et la rédaction de rapports administratifs, doit être considérablement réduite. Leur impact sur les activités des médecins n'est pas toujours clair. Créer des incitatifs constitue en conséquence une tâche complexe. Les études que j'ai consultées concluent d'ailleurs que les incitatifs les plus souvent utilisés donnent des résultats partagés. Sauf dans certains cas particuliers, il existe peu de preuves que cette mesure produit les résultats anticipés. Les incitatifs peuvent aussi avoir des résultats négatifs : s'ils sont trop nombreux, chaque médecin peut y trouver son compte, et ils perdent alors de leur efficacité.

Dans l'entente avec la FMOQ, on a introduit de nombreux incitatifs financiers sans modifier vraiment le mode de rémunération à l'acte. Comme ces incitatifs ont des effets limités, voire parfois indésirables, le temps est venu d'orienter la rémunération en fonction du double objectif de répondre aux besoins des personnes et de favoriser la productivité des médecins. Bref, au lieu de continuer à multiplier les incitatifs financiers, la priorité devrait assurément être mise sur leur réduction et sur le développement d'un mode efficace combinant capitation et paiement à l'acte.

La rémunération des spécialistes

Les soins spécialisés s'adressent à des personnes aux prises avec des problèmes complexes de santé ne pouvant être résolus en première ligne. Ces soins sont généralement spécifiques et couvrent des domaines particuliers de la médecine. Ils sont normalement accessibles uniquement sur recommandation d'un omnipraticien.

Les médecins spécialistes sont principalement appelés à agir comme consultants, à dispenser des soins spécialisés ou surspécialisés aux patients recommandés, et à apporter un soutien médical aux omnipraticiens. Les patients recommandés pour une consultation, une investigation plus poussée ou des traitements spécialisés devraient normalement être retournés au médecin omnipraticien dès que l'objectif est atteint. La continuité des soins, pour qu'elle existe, demande donc de bonnes relations et des communications ouvertes entre les médecins omnipraticiens et spécialistes. Ce qui est loin d'être le cas présentement.

Compte tenu de la nature des activités cliniques des spécialistes, le paiement à l'acte peut constituer la base de leur rémunération. Ce mode de rémunération doit toutefois être complété par celui de la vacation pour les activités d'enseignement, de recherche et de gestion des services médicaux.

La situation des médecins spécialistes ne se compare pas à celle des médecins de première ligne. Les délais et les reports dans leur champ d'activité ne proviennent pas, pour la plupart des spécialités, d'un manque d'effectifs. Ils sont plutôt provoqués par les limites imposées à leur pratique, notamment les heures d'ouverture des salles de chirurgie et les plafonds quant à la rémunération. Bref, les délais dans l'accès aux soins spécialisés sont causés principalement par des ressources financières limitées, des disponibilités insuffisantes dans les hôpitaux et des problèmes de gestion administrative.

À l'instar de l'entente avec la FMOQ, l'entente avec la FMSQ prévoit que le paiement à l'acte constitue le mode prépondérant de rémunération. Il existe toutefois au sein des établissements des modes mixtes combinant vacation et paiement à l'acte. Comme les modes mixtes pour les activités cliniques ne s'appliquent que sur une base volontaire à l'intérieur des services, ils sont loin d'être généralisés.

L'entente priorise l'accessibilité ; l'accent est placé à cet égard sur la répartition régionale des spécialistes. Comme c'est le cas avec la FMOQ, l'entente avec la FMSQ ne comprend pas de dispositions concernant l'établissement d'objectifs et la mesure de résultats.

Un aspect du texte retient l'attention de façon particulière. Au cours de négociations antérieures, la FMSQ a obtenu le pouvoir d'établir le poids relatif de la rémunération entre les diverses spécialités médicales. Ce pouvoir lui permet de déterminer dans une large mesure le niveau de la rémunération des médecins dans chacune des quelque trente spécialités. Le partage s'effectue selon un processus d'arbitrage entre les associations et, le cas échéant, à l'intérieur de celles-ci. Ainsi, une association qui compte plus de membres et génère plus de revenus s'en tirera probablement mieux qu'une association moins nombreuse, dont les revenus par médecin sont moins élevés. Le partage ne peut donc qu'être fortement influencé par l'intensité des pressions exercées par les associations membres de la Fédération.

Ce pouvoir concernant la rétribution pouvait se justifier dans un contexte où la rémunération n'était pas perçue comme un élément nécessaire à la poursuite des objectifs du système de santé. Toutefois, selon l'expérience acquise en cette matière, ce pouvoir devrait maintenant être partagé avec le Ministère et faire l'objet de négociations, dans le but d'établir l'équilibre adéquat entre les effectifs de chaque spécialité.

Dans un autre ordre d'idées, la montée généralisée et persistante des dépenses, l'amélioration de la productivité des systèmes de même que leurs résultats sur le plan de la santé sont devenus des préoccupations majeures. Des mécanismes ont été développés en ce sens, requérant notamment une intégration plus efficace des médecins dans la gouvernance des systèmes. Dans la plupart des pays, cette intégration s'effectue par la voie de contrats ou d'ententes individuelles entre les médecins et les établissements. Ces dernières, en établissant les droits et obligations des parties, ont pour effet d'inclure les médecins dans la gestion des établissements, à la fois sur le plan clinique et sur le plan administratif. Ce principe d'ententes contractuelles entre les médecins et les établissements constitue à mon avis un élément essentiel à l'amélioration de la performance de notre système de santé.

En 1999, le ministère de la Santé a introduit un mode de rémunération mixte optionnel pour l'activité hospitalière des spécialistes. Cette forme de rétribution combinait la vacation (pour chaque jour de travail) et un paiement partiel à l'acte, sous forme d'un pourcentage du tarif habituellement applicable pour un service donné. Le projet mettait l'accent sur l'effet de la rémunération mixte sur plusieurs aspects du comportement professionnel des médecins : heures consacrées aux patients, heures consacrées à l'enseignement, aux activités médicales administratives et à la recherche, volume de soins médicaux et temps moyen par service médical. Les résultats montrent que la rémunération mixte a incité les médecins à réduire le nombre de leurs services médicaux facturables de 6,15 % et les heures consacrées aux patients de 2,57 %. En revanche, le temps moyen par service médical s'est accru de 3,81 %, ce qui peut suggérer une substitution entre la quantité et la qualité globale des services. La rémunération mixte a aussi incité les médecins à augmenter de 7,9 % le temps consacré à l'enseignement et aux activités médicales administratives, lesquels ne sont pas rémunérés par le paiement à l'acte.

Seulement 20 % des médecins ont accepté de participer à ce projet. Selon les responsables, une réforme obligatoire, plutôt qu'optionnelle, imposant à tous les médecins d'une unité d'adopter la rémunération mixte aurait des effets beaucoup plus importants sur le comportement professionnel. Compte tenu de l'objectif d'améliorer la qualité des soins, cette approche devrait être retenue.

Enfin, dans nos hôpitaux, il existe une direction bicéphale, qui réunit l'administration et les médecins. Les médecins, qui génèrent les activités et, en définitive, les coûts, ont pleine autonomie sur le plan des activités cliniques. Cela leur confère dans les faits le statut de travailleurs indépendants. Pour eux, l'hôpital, son personnel et ses équipements constituent une ressource à leur disposition. Quant à la direction, qui a la responsabilité du fonctionnement de l'hôpital, elle n'a aucune emprise, sur le plan de la gestion, sur ceux qui génèrent les activités. Voilà qui complique singulièrement la gestion et la poursuite de la productivité, d'autant plus que la rémunération des médecins, négociée de façon centrale, lui échappe totalement. Il n'existe en conséquence aucun lien, contractuel ou autre, entre la direction de l'hôpital et les médecins. La tâche d'un directeur d'hôpital, dans un tel contexte, est extrêmement difficile. Aucune autre organisation n'accepterait de fonctionner sur une telle base.

Ce modèle bicéphale est un héritage du vieux système des privilèges octroyés aux médecins par les hôpitaux. À ma connaissance, on ne le trouve plus qu'au Québec. Ailleurs, la direction de l'hôpital est impliquée dans l'administration des activités cliniques, et les médecins sont impliqués dans la gestion de l'établissement, ce qui permet de maintenir un équilibre souhaitable et nécessaire. Un tel modèle devrait être implanté ici, en accord avec les représentants des médecins spécialistes. Je crois d'ailleurs qu'il existe à la Fédération une ouverture en ce sens.

La rémunération des infirmières

Avant de terminer ce chapitre, un mot sur la rémunération des infirmières. La société se montre beaucoup moins généreuse et reconnaissante à l'endroit de ces dernières qu'elle ne l'est envers les médecins. Ce comportement est possiblement dû au fait que ce sont majoritairement des femmes et que leur rôle est moins visible. Elles ne possèdent pas non plus le pouvoir politique des médecins, dont le statut professionnel est unique. Alors que la société reconnaît pleinement le rôle des médecins, il n'en est pas de même pour les infirmières, malgré leur mission vitale dans notre système de santé.

Au sein des hôpitaux, elles assument de plus en plus de responsabilités, et leurs tâches, toujours plus complexes, exigent une formation en conséquence. Elles font équipe avec les médecins et assurent le traitement des malades sur une base continue, 24 heures par jour, 365 jours par année. En outre, elles sont appelées à jouer un rôle de premier plan dans les cliniques médicales de première ligne et dans les soins aux personnes en perte d'autonomie.

Cependant, leur rémunération n'est vraiment pas équilibrée par rapport à celle des médecins. Elle devrait refléter bien davantage l'importance de leur rôle et de leurs responsabilités. Une révision m'apparaît donc justifiée, d'autant plus qu'elle pourrait contribuer à freiner la hausse trop rapide du coût des soins médicaux.

Nous avons vu au début de ce chapitre que la croissance prévisible de la rémunération des médecins est insoutenable. De plus, il existe entre la rémunération des médecins de famille et celle des spécialistes, de même qu'au sein de ces derniers, des écarts de rétribution qui s'expliquent uniquement par la force des groupes en présence. Ces écarts ne concordent aucunement avec les objectifs de notre système de santé et une saine utilisation des ressources financières qui y sont allouées. Malgré les difficultés d'une telle entreprise, il faut conclure qu'une réforme en profondeur de la rémunération des médecins s'impose.

6

Le choix des priorités

Les orientations prises lors de la mise en place de notre système de santé mettaient forcément l'accent sur les aspects législatifs, administratifs et financiers. On constate que ces considérations prédominent encore et que notre système de santé est loin d'être suffisamment orienté sur la personne et ses besoins. De plus, les problèmes d'accessibilité ont pris une telle ampleur qu'ils masquent les aspects essentiels d'une politique équilibrée de santé. Dans les chapitres précédents, nous avons vu l'importance qu'il faut accorder non seulement à l'accessibilité, mais à la qualité des soins, à l'établissement des priorités, à la performance du système et à la dépolitisation de la santé (au sens partisan). Bref, des préoccupations plus larges, axées sur le dynamisme et la performance, doivent prendre le pas dans le système.

Conscient de la nature de ces préoccupations, le Groupe de travail sur le financement du système de santé, que j'ai présidé, a recommandé en février 2008 la création d'un institut dont la mission serait la poursuite de l'excellence. Le ministre de la Santé de l'époque, le Dr Philippe Couillard, avait reçu positivement notre recommandation. Peu de temps après, il m'avait invité à présider un comité en vue de l'implantation de l'Institut national d'excellence en santé et en services sociaux (INESSS). Le comité d'implantation, formé de membres bénéficiant d'expériences variées, s'est immédiatement mis au travail. Dès l'automne 2008, nous remettions notre rapport, signé sans réserve par tous les membres, au Dr Yves Bolduc, le nouveau ministre de la Santé.

Dans l'exécution de notre mandat, nous avons pris connaissance des initiatives de plusieurs pays dans leur poursuite de l'excellence. Grâce à Internet, nous avons constaté que ces gouvernements se sont dotés d'organismes en mesure de formuler avec rigueur et objectivité des recommandations sur les différents aspects de la poursuite de l'excellence clinique, l'établissement de priorités et la performance des systèmes. Nous avons étudié la nature et le fonctionnement de plusieurs de ces organismes. De plus, nous avons consulté, à l'occasion d'un congrès international tenu à Montréal, le président de la Haute Autorité de Santé de France et le directeur du réputé National Institute for Health and Clinical Excellence (NICE) de Grande-Bretagne. Nous avons en outre tenu des séances de travail avec les représentants d'une vingtaine d'associations et organismes québécois. Tous se sont prononcés en faveur de la création de l'INESSS, à l'exception de la Fédération des médecins spécialistes du Québec. Le comité d'implantation a également bénéficié de l'expérience développée au sein de l'Agence d'évaluation des technologies et des modes d'intervention en santé (AETMIS) et du Conseil du médicament, deux organismes québécois ayant acquis, au cours des années, une excellente réputation de professionnalisme.

Au début de 2010, l'Assemblée nationale a adopté la loi créant l'INESSS, dont la mission est de promouvoir l'excellence clinique et l'utilisation efficace des ressources. Dans le cadre de sa mission, l'INESSS devait assumer, selon le comité d'implantation, plusieurs fonctions au cœur même des défis que doit relever notre système de santé et de services sociaux. Parmi ces fonctions, la délimitation de la couverture du système était sans aucun doute la plus importante, avec le choix des priorités qu'elle implique. Malheureusement, cette fonction n'a pas été retenue par le ministre dans la loi constituant l'INESSS.

Pour bien comprendre son importance, plusieurs facteurs doivent être pris en considération. Délimiter la couverture constitue un défi difficile, car la demande de soins augmente toujours plus rapidement que la capacité du système à y répondre. Qui ne souhaite pas, devant la maladie ou un malaise persistant, obtenir une consultation additionnelle, un traitement différent ou un médicament plus efficace ? La demande est ainsi illimitée. Et ce n'est pas tout : la progression des outils thérapeutiques et des médicaments ne connaît pas de répit, et leurs coûts augmentent sans cesse.

Cette absence de limites fait en sorte qu'aucun pays au monde, même les plus riches, ne peut offrir tout ce qu'il est théoriquement possible d'offrir. C'est une réalité. Chaque État doit se demander à quels soins ou traitements il faut accorder la priorité, ce qui oblige à préciser les soins qui sont couverts par le système public et ceux qui doivent relever de la responsabilité personnelle. En langage clair, il faut faire des choix. L'addition d'un nouveau traitement ou d'un nouveau médicament à la couverture exige nécessairement que des sommes soient engagées à cet effet. Comme les ressources financières du gouvernement sont limitées, ce sont d'autres traitements ou d'autres technologies qui pâtiront possiblement de l'utilisation de ces sommes.

À titre d'exemple, la fécondation *in vitro* a été ajoutée en 2011 aux soins et services couverts, sans que la question ait fait l'objet d'une analyse rigoureuse et objective. Les coûts de cette addition s'avèrent beaucoup plus élevés que prévu. Cette décision a donc eu pour effet de réduire les ressources financières qui auraient pu être consacrées à d'autres personnes. Mais quelles personnes ? En l'absence d'un processus approprié d'établissement des priorités, il est impossible de savoir quels sont les gens affectés négativement par l'addition de la procréation assistée. Ce sont possiblement des enfants souffrant du cancer, des patients en attente d'une intervention chirurgicale majeure ou d'une greffe d'organe.

C'est ce caractère aveugle et arbitraire, découlant du refus de faire des choix rigoureux, explicites et transparents, qui est intenable. Un juste équilibre doit être établi entre le critère thérapeutique et le critère économique. Il est faux de prétendre, comme l'a fait le ministre Yves Bolduc, que le critère thérapeutique peut et doit toujours primer le critère économique. C'est donner de faux espoirs à la population.

L'établissement de priorités soulève de nombreuses autres questions. Face à une série de nouveaux médicaments, doit-on donner la priorité à tel groupe de personnes ou de maladies ? Doit-on accepter de nouvelles technologies dont on espère des miracles pour un groupe limité de personnes, ou plutôt prioriser des programmes de prévention dans des milieux défavorisés ? Doit-on accepter un nouveau médicament extrêmement dispendieux même si les bénéfices additionnels qu'il peut apporter sont marginaux ?

Compte tenu de nos ressources financières limitées, l'addition à la couverture de nouveaux médicaments fort coûteux est-elle justifiée au point de vue de l'efficacité ? Existe-t-il des médicaments déjà couverts qui soient tout aussi efficaces mais moins chers ? L'ajout de ces nouveaux médicaments est-il susceptible de priver d'autres patients de traitements nécessaires ? Combien de patients verront leurs interventions chirurgicales reportées, faute de fonds ? Il est impossible d'ignorer le fait que les sommes consacrées à un nouveau médicament ou à une nouvelle technologie ne seront pas disponibles pour d'autres fins. Bref, les interrogations sont nombreuses dans toutes les dimensions de la question : thérapeutique et économique, mais aussi éthique et équitable. Comme on peut le voir, un processus de décision rigoureux et fondé sur des données objectives est nécessaire. Même s'ils s'avèrent difficiles, les choix doivent être faits en toute transparence.

Le choix des priorités est un exercice susceptible de provoquer des réactions fort émotives. On peut facilement imaginer la mère qui se demande pourquoi tel médicament, dont on vante les mérites sur Internet, n'est pas couvert alors qu'elle croit qu'il pourrait sauver son enfant. D'autant plus que c'est le genre de scénario que les médias aiment bien mettre en évidence. Cela place généralement le gouvernement dans une situation difficile devant l'opinion publique.

Ainsi, le gouvernement est confronté au défi de rendre accessibles des soins innovateurs et de qualité à l'intérieur d'inévitables contraintes budgétaires, tout en maintenant les principes d'équité et de liberté de choix. De plus, il a l'obligation d'investir ses ressources limitées dans les soins et services qui produisent les meilleurs résultats en termes de prévention et de guérison de la maladie. S'il ne fait pas explicitement les choix qui s'imposent, il peut en résulter des conséquences mal évaluées et indésirables. De là le caractère essentiel des processus d'évaluation et de transparence dans la transmission des recommandations de l'INESSS, et dans leur acceptation ou leur refus par le ministre. Seule la transparence peut garantir la rigueur et la crédibilité des recommandations et avis de l'Institut, et leur donner le poids nécessaire. Cette transparence laisse au ministre la latitude d'accepter ou, pour des motifs valables exposés publiquement, de rejeter une recommandation ou un avis.

Ce sont des questions de cette nature qui donnent lieu périodiquement à de vigoureux échanges à l'Assemblée nationale et dans les médias, des débats qui peuvent facilement déraper et qui sèment le doute dans la population, notamment chez les patients et leurs proches. La politisation excessive et déplorable des échanges sur la santé n'apporte rien de bon. Je suis profondément convaincu que la transparence dans les décisions est encore le moyen le plus efficace d'avoir des débats éclairés et non partisans sur cet aspect de la santé.

Dans la plupart des pays, on en est venu à la conclusion que, pour dépolitiser les systèmes de santé, il est hautement préférable de prendre la voie de l'accès à l'information et de la transparence. Ainsi, la population reçoit l'information nécessaire sur la question. On fait confiance au jugement des citoyens et à leur capacité d'agir intelligemment en communiquant avec eux. Au Québec, par contre, quiconque est engagé dans des travaux de recherche ou fait affaire avec le ministère de la Santé ne peut que constater à quel point on cherche à restreindre l'information. Et c'est là le moyen le plus efficace de semer le doute et de susciter de faux débats.

Conformément à sa mission, l'INESSS doit également assumer d'importantes fonctions liées à la poursuite de l'excellence, tels l'évaluation des médicaments et des technologies, la préparation et la diffusion de guides de pratique, l'évaluation de la performance clinique et organisationnelle, et le transfert et la communication des connaissances. La fonction d'évaluation des médicaments et des technologies est particulièrement délicate. Elle a pour but d'effectuer des choix rationnels sur la base de critères explicites de coût, d'efficacité et d'acceptabilité sociale, tout en aidant le gouvernement à déterminer les modalités de couverture et d'utilisation. L'objectif est d'identifier, selon des critères d'efficacité, les médicaments et les technologies qui doivent être couverts, et de réduire ou éliminer l'utilisation d'interventions qui sont devenues inefficaces ou dangereuses, ou dont les bénéfices par rapport aux coûts sont insuffisants.

Les personnes qui ont analysé la question sont convaincues que la liste des médicaments doit être révisée, compte tenu de la multiplication des médicaments génériques et de la présence de médicaments dont la composition est pratiquement identique, mais dont les prix comportent des écarts prononcés. Une telle révision peut entraîner, sans exagération, des dizaines et des dizaines de millions d'économies.

Enfin, telle qu'adoptée, la Loi sur l'Institut national d'excellence en santé et en services sociaux maintient malheureusement la tradition de centralisation du Ministère en limitant l'indépendance de l'Institut et son rôle sur la question fondamentale des priorités et de la couverture du système. Compte tenu de l'importance de la question, les dispositions de la loi relatives au processus de décision et à la transparence devraient s'inspirer davantage des recommandations du comité d'implantation. En fait, au lieu de mettre clairement le cap sur la rigueur, le ministre a opté pour le *statu quo* et la politisation.

Je crois plus que jamais que le gouvernement doit conférer à l'INESSS l'indépendance, les pouvoirs et les ressources financières nécessaires pour qu'il devienne un véritable institut crédible, en mesure d'assumer pleinement et efficacement sa mission. Une mission qui se situe au cœur des défis que doit relever notre système de santé et de services sociaux : contribuer à la poursuite de l'excellence dans un secteur nettement prioritaire pour l'ensemble des Québécois.

7

Les limites du système public

Alors que les personnes nées peu après la Seconde Guerre mondiale atteignent la soixantaine, le rythme de croissance de la demande de soins va en augmentant. En effet, même si les personnes plus âgées sont en meilleure santé que par le passé, elles ont besoin de plus en plus de soins à mesure qu'elles vieillissent. Cela constitue une pression sur le système de santé public. À ce facteur s'ajoute l'introduction de nouvelles technologies et de nouveaux médicaments toujours plus coûteux. Enfin, la notion de soins et de services a considérablement élargi, avec l'accent sur la multidisciplinarité, l'intégration des soins médicaux et des services sociaux, et le développement des soins à domicile.

Ces pressions sur le système ont pour effet d'accentuer les problèmes d'accessibilité. En conséquence, de nombreuses personnes sont incapables de trouver un médecin de famille, les délais pour les rendez-vous sont anormalement longs, et les urgences subissent un engorgement inacceptable.

Il existe un écart évident entre la demande de soins et la capacité de notre système de santé à y répondre. Or, on sait que la nature n'aime pas le vide. Nous sommes donc témoins d'une variété d'initiatives à la périphérie du système public qui visent à combler ce vide ou à en tirer avantage. Avec les années, ces initiatives se sont multipliées et diversifiées. Certaines répondent à des besoins réels, alors que d'autres soulèvent des interrogations et de la controverse.

Les cliniques spécialisées de radiologie et d'imagerie médicale ont été les premières à connaître un développement important. En plus des examens ordinaires de radiologie, elles offrent des examens d'imagerie médicale, qui ne sont couverts qu'à l'hôpital par l'assurance maladie. Dans ces cliniques, les clients doivent payer pour leurs examens. Malgré le coût élevé, elles peinent à répondre à la demande tellement celle-ci est forte. Il serait difficile d'affirmer qu'elles ne remplissent pas un service nécessaire pour les personnes qui ont besoin d'un diagnostic rapidement.

Les gens acceptent ainsi le fait que les coûts de l'imagerie médicale ne sont pas couverts dans les cliniques spécialisées et ils paient des sommes non négligeables pour avoir accès à ces examens. Or, normalement, le coût des examens offerts dans ces cliniques devrait être couvert par la RAMQ.

La population sait, plus ou moins consciemment, que fermer ces cliniques créerait le chaos. En l'absence de plaintes généralisées, le ministre Bolduc, comme ses prédécesseurs, ferme pudiquement les yeux sur cet accroc au principe de l'accessibilité et tolère cette forme de médecine à deux vitesses. Pendant ce temps, pour se donner bonne conscience, le Ministère harcèle les cliniques avec des tracasseries bureaucratiques.

Du point de vue de la santé des patients, il y a lieu de se demander si ces examens ne sont pas plus justifiés que bien des soins donnés dans les urgences et les cabinets de médecins. La réponse à cette question nous ramène inévitablement au choix des priorités abordé au chapitre précédent.

Les cliniques de médecine préventive

Apparues graduellement, les cliniques de médecine préventive sont soit la propriété de médecins, soit sous leur contrôle. De façon générale, elles offrent un bilan de santé périodique. Les personnes qui s'adressent à ces cliniques doivent payer une charge annuelle dont le montant varie d'un établissement à l'autre. Certaines cliniques facilitent l'obtention de rendez-vous auprès de médecins spécialistes et offrent des soins de première ligne sans rendez-vous. Elles répondent ainsi à des besoins non couverts par le régime d'assurance maladie.

La question qui se pose à l'égard de ces cliniques est simple : le bilan de santé qu'elles offrent est-il vraiment nécessaire ? Si la réponse est positive, l'assurance maladie devrait couvrir, pour les personnes de trente-cinq ans et plus, un bilan à caractère préventif. Si, par contre, le bilan annuel n'est pas considéré comme nécessaire, rien ne devrait empêcher les médecins de l'offrir aux frais des clients. Rien non plus ne devrait empêcher les gens d'y avoir recours. Il en va de la liberté professionnelle des médecins et de la liberté de choix des personnes.

Pourtant, présentement, ces cliniques font l'objet d'une surveillance de la part du Ministère et des agences, et leurs responsables déplorent d'être considérés comme des parias. Le flou qu'entretient actuellement le Ministère à leur endroit doit être dissipé. Ce qui ramène de nouveau la question du choix des priorités et de la nécessité d'un processus rigoureux éclairant objectivement la décision politique qui doit être prise ultimement à cet égard.

Les coopératives de santé

Les coopératives de santé constituent un autre modèle de développement. Tout le monde se souvient du film *La Grande Séduction*. Les habitants d'un village éloigné de la Côte-Nord y complotaient pour convaincre un médecin de Montréal de venir s'installer chez eux. Sans aller jusqu'à une telle extrémité, plusieurs petites municipalités ont mis sur pied des coopératives de santé pour attirer des médecins. Moyennant une cotisation de cinquante à cent dollars par année, leurs membres ont accès à des soins de première ligne couverts par l'assurance maladie. Certaines offrent aussi des soins sans rendez-vous aux personnes qui ne sont pas membres de la coopérative. Étant donné l'incapacité des GMF de répondre à la demande de soins, le nombre de ces coopératives augmente graduellement.

La coopérative est une forme d'association qui se prête bien à l'organisation de certains services. Ses points forts sont la solidarité, le sentiment d'appartenance, la prise en charge par le milieu et le caractère non lucratif. C'est une formule particulièrement appréciée et développée au Québec, comme en font foi le Mouvement Desjardins et la Coopérative fédérée. En prenant cette voie, les coopératives ont suivi l'exemple de nombreux pays développés, comme la France, la Suisse et la Finlande : on y retrouve de nombreuses coopératives de santé dans lesquelles les autorités locales, telles les municipalités, sont impliquées sur le plan de l'organisation des soins de première ligne et des services d'hébergement. Les communautés qui ont créé au Québec des coopératives de santé dans le but de résoudre le problème du manque d'accès aux soins médicaux ont ainsi pris une voie légitime bien connue. Un certain nombre a réussi à attirer des médecins en facilitant leur intégration et en les aidant à mettre sur pied, selon le cas, leur cabinet ou leur clinique.

Mais comme tous ceux qui le désirent ne peuvent être inscrits sur la liste des patients du médecin, des personnes se sont plaintes de ne pouvoir accéder à ses services comme les membres de la coopérative. Elles ont invoqué le fait que des municipalités, sans que la loi les y autorise, participent au financement des activités des coopératives. À la suite de ces plaintes, le gouvernement s'est interrogé sur la légalité du financement des coopératives en fonction de la législation sur les municipalités et sur l'assurance maladie. Comme pour les cliniques de médecine préventive, le gouvernement, confronté à ces initiatives qui répondent à des besoins évidents, tergiverse.

Les plaintes ont été dirigées vers la RAMQ, qui, au cours de l'automne 2011, a envoyé des mises en demeure à une quinzaine de municipalités. Il faut dire que la RAMQ n'a d'autre choix, à la suite de ces plaintes, que d'examiner la légalité de ces situations. Elle doit évaluer s'il y a infraction à la Loi sur l'assurance maladie ou à la Loi sur les compétences municipales. Elle n'a pas la possibilité d'évaluer les plaintes en tenant compte des besoins des personnes et des moyens à leur disposition pour régler des problèmes. Pour sa part, le ministre, montrant son incompréhension de la situation, a affirmé qu'« il n'y aura[it] pas de compromis et [que], s'il le [fallait], il [allait] sévir au niveau des coops ».

Alors que je m'apprêtais à transmettre mon manuscrit à l'éditeur, le journal *La Presse* du 12 mai 2012 présentait un reportage saisissant sur la petite coopérative de Sainte-Gertrude, près de Bécancour, animée par le Dr Guillaume

Langlois, un vrai médecin de famille. Ses commentaires ne pourraient être plus éloquents : « Dans les deux premières semaines qui ont suivi l'ouverture de la clinique au village, j'ai décelé une vingtaine de cancers. Ce n'était pas des cas d'urgence, mais des cas qui nécessitaient le suivi d'un médecin de famille. J'ai vu aussi beaucoup de cas d'insuffisance cardiaque, des gens avec de l'eau sur les poumons, d'autres qui souffraient de dépression en silence… » Guillaume Langlois est convaincu qu'il y aurait une dépression collective dans son village si la coopérative devait fermer ses portes. Il a l'intention d'assurer la continuité, mais pour y parvenir, il lui faut du soutien administratif, une infirmière praticienne et d'autres médecins de village pour grossir les rangs de sa pratique. « Je ne veux pas que nos patients attendent comme des chiens à quatre heures du matin devant la porte de la clinique. On a choisi d'appeler nos patients quand vient leur tour. C'est plus humain. »

Deux semaines plus tôt, le Dr Langlois avait obtenu une rencontre avec un conseiller du ministre de la Santé. On lui a dit qu'on allait voir comment on pourrait faire une entorse à la loi pour que sa coopérative obtienne une accréditation et des ressources supplémentaires. Je suis resté estomaqué en lisant cela. Si les questions étaient posées du point de vue des personnes et de leurs besoins, les réponses seraient bien différentes. Ne devrait-on pas en effet se demander s'il est souhaitable ou répréhensible que des personnes s'associent au sein d'une coopérative pour répondre à leurs besoins en santé, ou qu'une municipalité aide financièrement ses citoyens à se prendre en main par rapport à un besoin essentiel ? Ne devrait-on pas se demander si un préjudice est créé par l'existence d'une coopérative de santé ? Question plus importante encore : est-il préférable de n'avoir ni coopérative ni médecin afin de pouvoir respecter intégralement les préceptes de la loi ? Quant à moi, je doute qu'il y ait bien des personnes qui ne peuvent trouver cinquante dollars par année pour quelque chose d'aussi important que l'accès à un médecin. Je ne peux m'empêcher de penser qu'il y a quelque chose de faux dans un système qui empêche des communautés de se prendre en main et de régler leurs problèmes par des moyens tout à fait légitimes. Des modifications à la Loi sur l'assurance maladie s'imposent, de toute évidence.

Le bon sens demande que le Ministère assouplisse sa position à l'endroit des coopératives de santé. Des règles et des standards empreints d'un minimum de flexibilité devraient être établis. Enfin, le programme d'aide aux cliniques de première ligne et aux aînés évoqué plus haut devrait s'étendre aux coopératives afin qu'elles deviennent plus efficaces et qu'elles soient capables de desservir un plus grand nombre de personnes.

Récemment, le ministre a demandé à la RAMQ de se prononcer sur les cliniques de médecine préventive et les coopératives de santé, et de sévir au besoin. L'organisme doit décider si les cotisations facturées par les cliniques de médecine préventive et les coopératives vont à l'encontre de la Loi sur l'assurance maladie. Il doit aussi statuer sur les cas où des médecins auraient exercé des pressions pour que leurs patients acceptent d'être traités dans leurs cliniques médicales plutôt qu'à l'hôpital. Poser ces questions sur le seul plan de la légalité a pour effet de les circonscrire très étroitement. En fait, cette approche vise à répondre uniquement aux préoccupations du Ministère. Elle ignore à la fois les besoins du patient et ses droits. Elle ne tient pas compte du fait que les délais imposés au patient peuvent nuire à sa santé et au maintien de ses activités, professionnelles et autres.

Pourtant, les développements en périphérie de notre système de santé devraient être analysés d'abord en fonction des besoins des personnes plutôt que sur le strict plan de la légalité. Au lieu de demander si telle initiative est légale, il faudrait voir si elle répond d'une façon acceptable à un besoin réel du patient, et modifier les lois si nécessaire. Cela aurait pour effet de placer la personne et ses droits en matière de santé au premier plan des préoccupations.

La question des droits de la personne est fondamentale. Elle est également complexe et va bien au-delà de l'aspect légal de l'accessibilité des soins. Dans de nombreux pays, le droit à la santé est enchâssé dans la constitution ou dans une charte ; il s'intéresse à la garantie des soins, à leur pertinence et à leur qualité ainsi qu'à la sécurité des patients. Au Canada et au Québec, comme ce droit n'apparaît ni dans la Loi constitutionnelle ni dans les chartes des droits de la personne, il ne reçoit pas l'attention qui devrait lui être accordée.

Les médecins désengagés

Pour un médecin, la décision de se désengager du régime d'assurance maladie comporte, comme on peut le supposer, bien des implications et des risques. Depuis quelques années, malgré les difficultés, le nombre de médecins désengagés du régime n'a cessé d'augmenter, pour atteindre 271 à la fin de 2011.

Plus d'un facteur intervient dans ce choix. Selon les termes d'un médecin désengagé, les conditions d'exercice sont « déplorables ». À son avis, le sous-développement de la première ligne incite les gens à s'adresser à des médecins désengagés même s'ils doivent payer des honoraires. Ces propos résument bien ce que j'ai entendu au cours de mes consultations. Le seul moyen de renverser cette tendance évidemment non souhaitable est d'améliorer la performance du système, et particulièrement les conditions d'exercice dans les GMF au sein de la première ligne.

Les personnes qui font appel à des médecins désengagés doivent payer la totalité de leurs honoraires, qui peuvent varier d'une clinique à l'autre. Il appartient au patient d'être vigilant à cet égard, comme il le serait pour d'autres services professionnels. Le nombre croissant de personnes qui prennent cette voie confirme que le système public a de plus en plus de difficulté à satisfaire à la demande de soins.

Les frais accessoires

Depuis l'introduction de l'assurance hospitalisation en 1960 et de l'assurance maladie en 1970, les soins hospitaliers et les soins médicaux font l'objet d'une couverture complète, conformément à la Loi canadienne sur la santé. Malgré les changements profonds survenus au cours des années dans les connaissances, les technologies et les modes de dispensation des soins — soins de première ligne, soins ambulatoires en clinique médicale et soins aux aînés —, cette loi n'a jamais été adaptée. En conséquence, la couverture des systèmes de santé provinciaux est demeurée figée. Par exemple, répétons-le, les frais inhérents à une intervention en milieu hospitalier sont couverts, alors qu'ils ne le sont pas si l'intervention a lieu hors de l'hôpital. Cet héritage du passé a clairement pour effet de mettre la priorité au mauvais endroit.

L'absence de couverture des frais accessoires hors de l'hôpital soulève des questions. La plupart des personnes croient que le médecin n'a pas le droit de facturer des frais accessoires, et d'autres sont convaincues que les frais accessoires sont excessifs, qu'il y a surfacturation. Il faut dire que les médias ajoutent à la confusion en parlant de cliniques privées alors qu'il s'agit de cliniques dont les médecins sont propriétaires. Notons que la loi permet de faire payer le patient pour certains médicaments, des agents anesthésiques et des services administratifs.

L'exemple suivant illustre bien la nature du problème. Le Lucentis, un médicament prescrit pour le traitement de la dégénérescence maculaire liée à l'âge, n'était pas couvert dans les cliniques. En novembre 2010, la question a fait surface dans les médias à la suite de plaintes de patients traités en clinique. Il s'en est suivi une période de confusion pendant laquelle le ministre a fait une série de déclarations contradictoires sur le sujet. La saga s'est terminée par un ultimatum du Dr Gaétan Barrette, président de la FMSQ. Quarante-huit heures plus tard, le ministre annonçait que le Lucentis était dorénavant couvert en clinique comme à l'hôpital.

Il s'agit là d'un exemple de décision *ad hoc* prise en réaction à des pressions. Pourtant, la question des frais accessoires a fait l'objet en 2008 d'un rapport — le rapport Chicoine — qui recommandait que le ministère s'entende avec les médecins sur l'étendue de la couverture et qu'ils établissent des tarifs reflétant les frais réels d'une intervention en clinique médicale. Aucune décision d'ensemble n'a été prise. Au lieu de s'attaquer à la cause du problème, le ministre a lancé un programme d'inspection ; de son côté, le Collège des médecins a énoncé une série de règles s'appliquant à la conduite des médecins. Et la question est demeurée entière.

Pour aller à la source du problème, il faudrait voir si, dans l'intérêt des patients et des contribuables, les frais accessoires devraient être couverts en clinique aussi bien qu'à l'hôpital. À mon avis, la réponse est nettement affirmative. En effet, la couverture des frais accessoires en clinique rendrait les soins plus facilement accessibles, à moindre coût, et désengorgerait les hôpitaux.

Je suis convaincu que c'est le coût apparent d'une telle couverture pour le système public qui empêche le gouvernement de prendre la décision qui s'impose. Cette situation soulève encore une fois la question des priorités et la nécessité d'un processus objectif, rigoureux et dépolitisé pour analyser ce genre de question.

Des initiatives douteuses

D'autres développements, plutôt troublants, confirment de différentes façons l'existence d'un déséquilibre entre l'offre et la demande de soins. Par exemple, des rumeurs circulent selon lesquelles des paiements sous la table sont demandés pour l'octroi de rendez-vous sans délai. L'exercice de pressions de ce genre par un médecin va certainement à l'encontre du code de déontologie. Des pressions indues seraient aussi exercées par certains médecins pour que leurs patients soient traités dans leurs cliniques plutôt qu'à l'hôpital. Il est difficile de savoir si ces façons de faire sont bien répandues. Mais le simple fait que des bruits circulent me semble confirmer l'existence de problèmes réels.

Bien sûr, je trouve ces pratiques répréhensibles et malhabiles. Non seulement elles sont inacceptables de la part des membres d'une profession nettement privilégiée, mais elles donnent raison à ceux qui sont opposés à toute initiative privée en matière de santé. Toutefois, il faut garder en tête que ces pratiques sont, dans une large mesure, le résultat du déséquilibre entre l'offre et la demande de soins dans le système public. C'est ce qui se produit lorsque les services sont rationnés et qu'il n'existe aucun autre moyen légal d'obtenir les services nécessaires. Si ce déséquilibre n'existait pas, je suis convaincu que ces pratiques ne constitueraient que des cas d'exception.

Une réglementation nécessaire

Il est évident que le Ministère refuse de voir ce qui se passe en périphérie de notre système public de santé. Il n'intervient qu'en dernier ressort, en demandant à la RAMQ de vérifier la légalité de certaines activités. Nous nous retrouvons donc dans la situation plutôt absurde d'un système public surréglementé, avec des activités hors système sous-réglementées. L'intégralité du système prend encore le pas sur le souci de la personne, sur la nécessité de la protéger et d'assurer le respect de son droit à des services de qualité. Un cadre réglementaire est essentiel afin d'établir des critères et des standards à l'endroit des activités hors du système public de santé.

Les développements en marge de notre système public ne peuvent être ignorés. On ne peut plus agir comme s'ils allaient disparaître tout seuls. Le message qu'envoient ces différentes initiatives est pourtant clair : il existe un sérieux déséquilibre dans notre système public de santé entre l'offre et la demande de soins, et la protection de la population exige un redressement de la situation. Les cliniques de médecine préventive ou d'imagerie médicale, les coopératives de santé et les cliniques privées répondent à des besoins réels de la population. Tant qu'on ne pourra répondre de façon adéquate aux demandes légitimes des citoyens, ces établissements devraient avoir leur place dans l'univers des soins.

Les questions que suscitent les développements en périphérie de notre système de santé créent, en l'absence de réponse, un climat d'incertitude malsain. À mon avis, le gouvernement devrait expliquer à la population que notre système public de santé ne peut satisfaire tous les besoins. Je suis convaincu que les Québécois comprennent cette réalité et qu'ils sont capables de l'accepter. Le temps est venu d'aborder franchement et ouvertement cet état de fait.

La situation actuelle présente un danger : les initiatives marginales peuvent devenir un substitut commode pour masquer les problèmes criants de notre système public de santé. Il serait malheureux qu'elles aient pour effet de reporter encore une fois les changements fondamentaux qui s'imposent.

L'assurance autonomie

Pour terminer ce chapitre, je crois utile d'aborder une question qui refait périodiquement surface : la création d'un régime d'assurance contre la perte d'autonomie. Ceux qui préconisent un tel régime y voient une solution au défi que présente l'augmentation actuelle et prévisible des maladies invalidantes de longue durée. L'idée plaît parce qu'elle est simple et donne l'impression de pouvoir tout régler. Bien qu'elle ne soit pas de la même nature que les questions précédentes, elle mérite d'être analysée.

Ainsi, une caisse d'assurance serait créée pour financer séparément les soins de longue durée. Cette caisse serait alimentée par le paiement de primes à un régime d'assurance autonomie. Ce dernier permettrait de financer les services et protégerait les personnes contre les frais occasionnés par la perte d'autonomie.

La création d'un tel régime engendrerait donc l'introduction d'une nouvelle prime — en d'autres termes, une nouvelle taxe qui viendrait augmenter les revenus gouvernementaux consacrés à la santé. Or, l'amélioration de la situation ne passe pas, comme nous l'avons vu, par l'addition de nouvelles ressources financières, mais bien par une productivité accrue et une meilleure performance de notre système de santé. La réalité de tous les jours montre bien que les milliards additionnels investis depuis 2003 n'ont guère amélioré la situation pour les Québécois en général.

Pour être équitable et établi solidement sur le plan financier, ce régime devrait être capitalisé : les cotisants devraient payer à l'avance pour les prestations qui leur seraient éventuellement versées par le régime. En l'absence de capitalisation, le financement serait nécessairement assumé par la main-d'œuvre active. Il ajouterait donc au fardeau déjà trop lourd que nous sommes en voie de léguer aux générations montantes. Pensons à notre immense dette publique…

La création d'une assurance autonomie soulève d'autres

questions au sujet de la production des services. Comme il n'existe pas de génération spontanée, les services seraient produits par ceux qui animent présentement notre système de santé. Il est évidemment hors de question de créer un système distinct pour traiter les personnes en perte d'autonomie. Si un tel régime existait, qui aurait la priorité sur le plan des soins et services ? Le bénéficiaire du régime ou la personne qui est aux prises avec une maladie non couverte ? Est-ce qu'il s'agirait d'un système comme celui de la Commission de la santé et de la sécurité du travail (CSST), que les hôpitaux priorisent à cause des revenus additionnels qu'il leur apporte ?

Une autre question encore plus importante se pose. Si cette voie était choisie, les personnes qui arriveraient à la retraite au cours des prochaines années bénéficieraient de garanties plus grandes que le reste de la population. Je me demande pour quelle raison nous devrions privilégier les aînés à ce moment-ci alors qu'il existe un manque flagrant de ressources pour résoudre les graves problèmes de développement et de formation chez un nombre d'enfants de plus en plus élevé. Les besoins dans ce domaine sont énormes et imposent de très lourdes charges aux parents dont les enfants vivent des difficultés de développement et d'apprentissage. La réponse m'apparaît bien claire.

Enfin, les tenants d'un régime d'assurance autonomie soulignent qu'un certain nombre de pays ont créé dans le passé ce type de programme. Il s'agit de l'Autriche, de l'Allemagne, des Pays-Bas, du Japon et du Luxembourg (régimes avec contributions spécifiques), ainsi que de la Suède et de l'Australie (financement au fur et à mesure). Cet argument ne pèse pas lourd dans la balance. D'une part, ces pays ont pris cette décision il y a quelques années, dans un contexte fort différent. D'autre part, même les États qui ont opté pour la capitalisation font maintenant face à de sérieux problèmes de solvabilité. Selon l'OCDE, l'avenir de ces régimes est loin d'être assuré à long terme. Les États qui les ont adoptés cherchent tous comment diminuer leurs obligations ou s'en dégager.

À mon avis, étant donné l'état pitoyable de nos finances publiques, il faut trouver une solution qui soit essentiellement adaptée à notre situation. Mon analyse m'oblige à conclure qu'un régime d'assurance contre la perte d'autonomie n'est pas l'idée du siècle. Je crois qu'il est possible, et même préférable, d'aborder les maladies chroniques et la perte d'autonomie en leur accordant la priorité et en créant une organisation efficace dans le cadre de notre système de santé. Il s'agit de se mettre résolument à la tâche.

8

Trop de médicaments

Bien des gens croient que les médicaments existent pour guérir pratiquement toutes les maladies. Ce qui importe le plus, c'est de trouver le bon médicament. Malheureusement, ce n'est pas si simple que cela. Une confiance aveugle envers ces produits comporte sa part de risque. Si les médicaments ne sont pas utilisés de façon appropriée, ils peuvent avoir des effets négatifs sérieux.

Les médicaments occupent une place centrale dans notre système de santé. Ils sont utilisés pour prévenir les maladies et contrôler leur évolution, guérir, diminuer la douleur et la souffrance, et permettre aux personnes atteintes de maladies chroniques de maintenir une qualité de vie acceptable. Un usage adéquat peut permettre d'éviter des traitements plus complexes et coûteux, ou de réduire, voire d'éviter les séjours à l'hôpital. Dans le domaine de la santé mentale, ils constituent bien souvent le seul traitement connu et le seul moyen d'éviter l'internement.

L'identification du médicament le plus approprié est une question qui comporte plusieurs dimensions. Les réactions à un produit peuvent varier d'une personne à l'autre. Les maladies peuvent aussi avoir des caractéristiques multiples. Par exemple, on dénombre une cinquantaine de types de cancer du sein. Ce qui fait qu'un médicament peut être efficace pour certaines personnes et n'avoir aucun effet pour les autres. On constate d'ailleurs que, dans bien des cas, ce n'est qu'après une période d'ajustement que le meilleur médicament et le bon dosage sont déterminés.

Consommés de manière inappropriée ou abusive, les médicaments peuvent causer des torts majeurs. Ils peuvent aussi entraîner des coûts inutilement élevés pour les systèmes de santé. D'ailleurs, les gouvernements des pays occidentaux se préoccupent de plus en plus d'optimiser la consommation de médicaments.

Au Québec, cette question prend une importance particulière, car notre confiance envers les médicaments est trop grande, et nous en consommons beaucoup. En 2010, nous étions au premier rang au Canada en ce qui concerne les dépenses en médicaments, avec 1 017 dollars par personne, comparativement à 967 dollars pour l'Ontario et 912 dollars pour l'ensemble du pays. En 2008, sur 25 pays étudiés par l'OCDE, le Canada se classait au 2e rang dans ce domaine, derrière les États-Unis, dont les dépenses par personne sont 28,0 % plus élevées. Par rapport à la France, les dépenses par personne au Canada sont 15,5 % plus importantes. À moins que tous les autres pays soient dans l'erreur, je conclus à la lumière de ces données que nous utilisons trop de médicaments.

Depuis des années, j'observe cet aspect de notre système de santé et je ne peux m'empêcher de penser que nous devrions accorder beaucoup plus d'importance à l'utilisation appropriée des médicaments — de la même façon que nous sommes devenus plus conscients de la nécessité d'une saine alimentation. Au même titre que les aliments, les médicaments peuvent avoir des effets positifs ou négatifs. Sauf qu'il s'agit de substances chimiques concentrées ; leurs effets, qu'ils soient positifs ou négatifs, sont nettement plus forts que ceux des aliments.

La population et les intervenants dans notre système de santé devraient être davantage sensibilisés et renseignés au sujet des médicaments et de leurs effets. Présentement, trop de personnes croient qu'une consultation médicale devrait déboucher sur la prescription d'un médicament. J'ai l'impression que bien des médecins, pressés par le temps, leur donnent trop facilement raison. Ils ne prennent pas le temps nécessaire pour bien les informer. Pourtant, dans bien des cas, c'est davantage un changement dans les habitudes de vie qu'un médicament qui serait indiqué. Trop de médecins utilisent les médicaments de façon abusive. Dans une perspective de prévention et de prise en main des personnes, ces façons de faire doivent changer. L'accès à des médecins de famille rémunérés selon un mode mixte et pratiquant dans des GMF bien organisés contribuerait activement à l'atteinte d'un tel objectif.

Le régime d'assurance médicaments

Avant 1997, le gouvernement couvrait le coût des médicaments pour les personnes admissibles, mais uniquement dans le cas de certaines maladies. L'absence de couverture universelle créait une foule d'iniquités à l'endroit des gens atteints de maladies exclues de la liste. De plus, pas moins de 1,4 million de personnes n'avaient aucune protection financière pour les médicaments. Une partie d'entre elles ne pouvaient avoir accès, par manque de revenus, aux médicaments qui constituent souvent le complément nécessaire des soins médicaux. Pourtant, elles contribuaient au moyen de leurs impôts aux coûts de l'assurance médicaments des employés de l'État, et des secteurs de la santé et de l'éducation. Cela constituait une autre source de profonde iniquité. Enfin, les malades hospitalisés devaient assumer le coût de leurs médicaments dès leur retour à la maison ; la durée des séjours hospitaliers était souvent prolongée pour cette raison.

En 1995, le ministre de la Santé dans le gouvernement Parizeau, le Dr Jean Rochon, m'a demandé de présider un petit comité ayant le mandat de formuler des propositions en vue d'assurer la couverture des médicaments pour l'ensemble de la population. Cela semblait être une mission impossible, car le gouvernement était engagé dans des coupures draconiennes des dépenses afin de rétablir l'équilibre budgétaire. Mais nous nous sommes mis au travail et nous avons trouvé la solution : nous avons proposé un régime comprenant une composante publique et une composante privée. Les travailleurs, aussi bien dans les entreprises privées que dans les entreprises publiques, continueraient d'être couverts par des régimes privés d'assurance collective. Ces régimes, dont les coûts sont assumés en partie par les employeurs, devraient cependant satisfaire à des exigences sur le plan de la couverture et des contributions des employés. Tous les autres citoyens seraient couverts par la composante publique du régime d'assurance médicaments. Contrairement à l'assurance maladie, ils seraient tenus de payer, au moyen d'une cotisation, d'une coassurance et d'une franchise, une partie du coût de leurs médicaments. Cela aurait pour effet de les rendre plus conscients du coût des médicaments et de réduire la dépense assumée par le gouvernement. L'effet combiné de ces facteurs permettrait de mettre en place l'assurance médicaments sans qu'il en résulte une hausse subite des dépenses publiques.

En accord avec nos propositions, le gouvernement a créé, au début de 1997, notre régime universel d'assurance médicaments. Ce programme, qui continue de rendre de grands services aux Québécois, fait maintenant partie intégrante de notre système public de santé. Je suis d'autant plus fier de ce régime bien particulier que j'ai eu, en tant qu'actuaire, la responsabilité de sa conception.

Je retiens deux choses de cette expérience. D'abord, en rationnalisant les dépenses publiques de médicaments, il a été possible d'éliminer les inégalités et de couvrir l'ensemble de la population au moyen d'un partenariat entre les secteurs public et privé de la santé. De plus, une partie des coûts du régime est assumée par les participants sans qu'il en résulte un inéquitable système à deux vitesses, contrairement à ce que prétendent ceux qui s'opposent à toute forme de contribution au coût des soins médicaux.

Le coût des médicaments

L'augmentation constante et rapide du coût des médicaments est impressionnante. Entre 1997 et 2007, le coût du régime public d'assurance médicaments a augmenté de 12,3 % par année. Récemment, des versions génériques de médicaments très coûteux sont apparues sur les tablettes, et les provinces, dont le Québec, ont décidé d'imposer un plafond quant au prix remboursé, pour l'ajuster au niveau des génériques. Cela a eu pour résultat que la tendance a fléchi à 4,7 % au cours des deux dernières années. Une fois que l'effet de ces deux facteurs se sera essoufflé, je crains toutefois que la tendance historique à la hausse ne se rétablisse.

Le gouvernement couvre 60 % du coût du régime d'assurance médicaments, et les assurés assument le reste sous forme de primes, de coassurances et de franchises. Comme les médicaments représentent plus de 20 % des dépenses publiques en santé, ce régime est responsable d'une part significative de l'augmentation totale des dépenses publiques en santé.

Deux grandes causes contribuent à la hausse des dépenses publiques de médicaments : la consommation et le prix de ces derniers. La hausse de la consommation est le résultat de plusieurs facteurs qui, dans l'avenir, continueront de produire leurs effets. Quant au prix des médicaments, il serait justifié, selon les grands fabricants, par le coût toujours plus élevé des recherches et des essais en vue de leur approbation.

L'industrie pharmaceutique

Pour mieux saisir la question du prix des médicaments, il faut comprendre avec quel joueur doivent composer le gouvernement et les consommateurs. Les médicaments sont développés et produits par de très grandes entreprises. Celles-ci opèrent à l'échelle mondiale, ce qui les met largement à l'abri de l'emprise des gouvernements nationaux. Ces puissantes compagnies supranationales sont très habiles, et leurs stratégies d'affaires sont dangereusement efficaces. À titre d'exemple, lorsque le brevet d'un médicament vient à expiration, elles le remplacent souvent par un nouveau médicament, dont les bénéfices additionnels sont généralement limités. Le fabricant peut ainsi maintenir, voire augmenter le prix grâce au brevet dont bénéficie le nouveau médicament. De plus, afin de limiter la perte de marché au profit des fabricants de médicaments génériques, dont les prix sont inférieurs, elles ont acquis ou créé de telles entreprises. Cela leur permet de jouer sur les deux tableaux, celui des marques de commerce et celui des génériques. De plus, pour maintenir leur rentabilité élevée, elles n'hésitent pas à arrêter la fabrication de certains médicaments. Au diable, les patients !

Au Québec, les prix des médicaments brevetés demeurent plus élevés à cause de la durée minimale des brevets, qui est de quinze ans. Le coût de cette règle des quinze ans est de plus en plus important, possiblement des centaines de millions, et disproportionné par rapport au nombre d'emplois qu'elle est supposée protéger. Ceux qui ont analysé la question en profondeur sont d'avis que cette protection accordée à l'industrie doit être abolie.

Les politiques de prix des entreprises pharmaceutiques sont aussi bien particulières. Les prix de leurs médicaments varient d'un pays à l'autre, selon la capacité de payer des consommateurs. Plus l'économie nationale est forte, plus les consommateurs paient pour leurs médicaments. On sait d'ailleurs que ces produits coûtent plus cher chez nos voisins américains alors que, de façon générale, les prix des produits de consommation y sont plus bas que de notre côté de la frontière.

Face à une industrie aussi habile et puissante, il demeure très difficile pour les gouvernements de diminuer le niveau et la croissance de leurs dépenses en médicaments. La récente réduction du prix des génériques décrétée par l'Ontario — 25 % du coût des produits brevetés au lieu de 50 % — a permis une certaine baisse de la dépense en médicaments. Le Québec a décrété une réduction similaire, avec raison. Il faut noter toutefois qu'il s'agit uniquement d'une baisse du niveau de la dépense, et non de son taux de croissance. Il m'apparaît évident que, pour obtenir les meilleurs prix et limiter ses dépenses en médicaments, le Québec ne doit pas hésiter à s'allier aux autres provinces. On ne fait pas cavalier seul devant une industrie aussi puissante et avide de profits.

Les recherches en cours suscitent naturellement bien des espoirs. Mais l'arrivée de nouveaux médicaments soulève également des questions délicates et difficiles. Généralement, ces médicaments habituellement fort coûteux ne constituent pas une révolution. Ils apportent tout juste certains bénéfices par rapport aux produits existants. Compte tenu de leurs coûts élevés, qui peuvent se chiffrer pour un seul patient à des dizaines de milliers de dollars par mois, et de leurs bénéfices additionnels limités, on doit se demander s'il est justifié de les ajouter à la liste des médicaments couverts.

Récemment, au terme d'un long processus d'étude et de consultation, l'INESSS a recommandé de ne pas ajouter à la couverture quatre nouveaux médicaments, sur un total de sept, pour le traitement du cancer. Les bénéfices additionnels qu'offraient les médicaments refusés ne justifiaient pas leur prix. Les réactions, alimentées par des groupes de pression soutenus par l'industrie pharmaceutique, ont été vives et sans nuances. Face à cette opposition, le ministre a rejeté la recommandation de l'Institut en affirmant que l'aspect thérapeutique doit toujours primer l'aspect économique. Il a demandé à l'INESSS de poursuivre sa réflexion et d'engager des négociations avec les fabricants. En agissant ainsi, il a malheureusement porté atteinte à la crédibilité de l'Institut et remis en cause son indépendance et sa crédibilité.

La décision d'inscrire un médicament doit nécessairement tenir compte du fait que les sommes qui lui seront consacrées ne seront pas disponibles pour d'autres patients ou d'autres maladies. Une acceptation non justifiée aura pour conséquence, en plus de politiser la question, de priver aveuglément d'autres patients de soins nécessaires. Qu'on le veuille ou non, l'aspect économique ne peut être évacué.

Le débat entourant cette question a mis de nouveau en évidence la nécessité d'un processus de décision rigoureux, dépolitisé et transparent. Le fait que l'équité est en cause lorsqu'on favorise un groupe de patients au détriment d'un autre est apparu clairement. Par ailleurs, à mon avis, l'épisode évoqué plus haut confirme le caractère essentiel de la mission de l'INESSS, l'importance de son indépendance par rapport au gouvernement et la nécessité pour l'Institut de tenir compte dans ses recommandations de tous les facteurs pertinents, y compris l'inévitable facteur économique.

La mauvaise utilisation des médicaments constitue un phénomène répandu et un sérieux problème de santé publique. Les personnes âgées y sont particulièrement sensibles : l'Organisation mondiale de la santé estime que, chez cette partie de la population, les réactions indésirables aux médicaments sont à l'origine de 10 à 20 % des hospitalisations. Pour contrer ce problème, les systèmes de santé de plusieurs pays ont développé des revues de l'utilisation des médicaments. Ces programmes permettent d'analyser les tendances de consommation de certains segments ou de l'ensemble de la population, et servent au dépistage des abus dans la prescription des médicaments. À partir de ces analyses, il devient possible de déceler les variations dans la consommation ou les tendances non souhaitables. Elles peuvent aussi permettre de déceler chez les médecins des comportements déviants ou injustifiés en ce qui concerne la prescription. En 1997, lors de l'instauration de l'assurance médicaments, le comité d'experts avait recommandé la mise en place d'un programme de revue de l'utilisation des médicaments. À ce jour, je dois constater qu'aucune suite n'a été donnée à cette importante recommandation.

Comme il s'agit d'une question délicate, la responsabilité d'éventuelles revues d'utilisation des médicaments devrait être confiée à l'INESSS, conformément à sa mission de recherche de l'excellence en santé. Les collèges des médecins et des pharmaciens de même que la RAMQ devraient avoir l'obligation de travailler avec l'Institut afin que des actions concrètes soient enfin entreprises concernant cette importante question.

Le potentiel d'amélioration de la qualité des soins et de la santé des individus grâce à une utilisation rationnelle des médicaments est énorme. Une réduction substantielle des dépenses en médicaments pourrait en résulter. Il est décevant de constater que, malgré les recommandations qui ont été formulées en ce sens au cours des années, la question suscite bien peu d'intérêt au ministère de la Santé et dans le système en général.

9

Le droit à la santé

Le droit à la santé, tout comme celui à l'éducation, est un droit collectif, qui découle de notre vie en société. C'est d'ailleurs parce qu'on reconnaît l'existence du droit collectif à la santé que les régimes universels d'assurance maladie ont été établis dans les pays occidentaux. Les droits collectifs se distinguent des droits individuels de bien des façons. Alors que les seconds doivent être respectés et appliqués de façon stricte, les premiers sont relatifs et, de ce fait, ils sont sujets à interprétation.

Ainsi, le droit à la santé n'est pas uniquement celui d'obtenir des soins couverts par un système de santé. Son interprétation dépasse l'aspect légal pour porter sur des aspects qualitatifs, tels la pertinence des soins, la durée de l'attente pour une intervention, la négligence et l'incompétence dans le traitement d'un patient, la salubrité des lieux, le risque d'infection ou de contamination, etc. Il est maintenant reconnu partout dans le monde que le droit à la santé est un droit fondamental. Son importance est telle qu'il est inscrit dans la Déclaration universelle des droits de l'homme, adoptée en 1948, quelques années à peine après la Seconde Guerre mondiale. Ce droit est consacré par de nombreux instruments nationaux et internationaux concernant les droits de la personne ; en outre, il est énoncé dans la constitution de plusieurs pays.

Selon l'OMS, le droit à la santé demande que les pouvoirs publics créent des conditions permettant à chacun de jouir du meilleur état de santé possible. Cette exigence implique notamment l'existence de services de santé, des conditions de travail sûres et saines, un logement adéquat et une alimentation nutritive. L'organisme nous met toutefois en garde : il ne faut pas confondre le droit à la santé avec le droit d'être en bonne santé.

Au Canada, nous sommes à part. La Charte canadienne des droits et libertés est silencieuse sur le droit à la santé. Il en est de même de la Loi canadienne sur la santé, qui encadre les systèmes provinciaux. Il est loisible de penser que la Charte est silencieuse en raison de la juridiction des provinces en matière de santé. Quant à la loi canadienne, compte tenu de sa nature, elle s'intéresse aux aspects légaux et administratifs des systèmes plutôt qu'aux droits de la personne. En conséquence, elle demeure silencieuse sur la question du droit à la santé.

La Loi sur les services de santé et les services sociaux, elle, comporte des dispositions sur le droit à la santé. Cette réglementation québécoise établit que toute personne a droit à des services de santé et à des services sociaux adéquats sur les plans scientifique, humain et social, qui sont donnés avec continuité et de façon personnalisée. Toutefois, la loi comporte un important bémol. Elle mentionne que le droit de la personne s'exerce en tenant compte des ressources de l'établissement et ne précise aucunement ce que signifie *adéquat*. Il s'agit donc d'un droit plutôt limité et imprécis, d'autant plus qu'il est énoncé dans une loi et non dans la Charte québécoise des droits et libertés de la personne.

Dans notre système de santé, les gens qui ne sont pas satis-faits des traitements reçus dans un établissement peuvent for-muler une plainte, selon un processus purement interne. Cependant, lorsqu'un incident ou un accident se produit, le patient se retrouve généralement seul, et le personnel se referme sur lui-même. Il se développe même de l'hostilité à l'égard du patient. Si ce dernier croit que ses droits n'ont pas été respectés, il peut s'adresser au Tribunal administratif du Québec. Toutefois, ce tribunal n'a d'autre choix que d'adopter une approche purement légale, qui consiste à établir si les soins et services reçus sont couverts ou non par notre système. Aucun autre aspect n'est pris en considération. Cette approche étroite et légaliste n'est évidemment guère suscep-tible de donner satisfaction à la plupart des patients.

C'est pourquoi une foule de personnes qui croient avoir été l'objet d'un mauvais traitement, d'une erreur thérapeu-tique ou d'un délai excessif prennent à contrecœur la voie du recours judiciaire. Dans cette voie, ceux qui souhaitent obte-nir une réparation ou une compensation doivent démontrer, comme dans toute poursuite en responsabilité civile, la pré-sence d'une faute et prouver qu'ils ont subi un préjudice découlant de cette faute. On peut facilement imaginer com-ment, dans le monde fermé qu'est celui de la santé, il peut être difficile d'obtenir des éléments de preuve. De plus, une telle démarche, qui se déroule dans un climat d'incertitude, implique de longs délais et des coûts élevés, plus de 10 000 dol-lars en moyenne. Ce qui étonne, c'est que le gouvernement assume une part importante du coût de l'assurance respon-sabilité des médecins, alors que le patient est laissé à lui-même. En fait, le système vise bien plus à protéger les méde-cins et les autres intervenants qu'à protéger les patients.

Les exemples suivants montrent que l'absence de véritables recours, autres que judiciaires, est nettement inéquitable. En 2005, seize personnes sont mortes de la bactérie *C. difficile* à l'hôpital Honoré-Mercier de Saint-Hyacinthe, et une quarantaine d'autres ont été infectées. À la suite de ces nombreux décès, le coroner a trouvé l'hôpital coupable de malpropreté et d'utilisation d'instruments non stérilisés ; on avait aussi placé, dans la chambre non désinfectée d'un patient décédé, deux autres personnes, qui sont mortes à leur tour.

Ce n'est qu'en 2011, soit six ans plus tard, qu'un juge a accordé à cinquante-neuf personnes, des victimes de la bactérie ou de proches parents, la somme de 1 million de dollars en guise d'indemnisation. On est en droit de se demander ce qu'on a fait, pendant tout ce temps, des droits des personnes en cause, compte tenu du rapport accablant du coroner. Pourquoi avoir imposé à ces gens des années d'attente et d'incertitude, et les avoir obligés à engager des frais légaux élevés ?

Autre exemple. En 2001, une femme âgée de soixante-dix-neuf ans est décédée dans un CHSLD, après six mois d'atroces souffrances provoquées par une erreur de médicament. On avait subitement retiré de sa médication un élément essentiel. Malgré les interventions des membres de sa famille, personne n'avait jugé bon de vérifier si l'arrêt du médicament avait été prescrit. Pour toute explication, on a informé la famille que l'état de la patiente s'aggravait rapidement et qu'il fallait s'attendre au pire !

La famille a fait une plainte officielle, dont la direction générale du CHSLD a finalement reconnu — verbalement — le bien-fondé. En guise de compensation pour ce grave manquement, on a décidé qu'une formation serait donnée au personnel soignant impliqué. La famille a de nouveau porté plainte, cette fois aux ordres professionnels concernés. À l'exception de l'Ordre des infirmières et des infirmiers du Québec, ils ont tous accusé réception, sans plus. Indignée, la famille a, par principe, porté la cause devant la Cour des petites créances. (En passant, peut-on imaginer pire endroit pour une telle cause ?) En 2004, soit trois ans plus tard, la cour a donné raison à la famille et lui a accordé une compensation de quelque 1 000 dollars. Les responsables de cette triste fin de vie ont réagi vivement, comme si la famille avait eu tort d'intervenir devant les souffrances de la pauvre dame.

On m'a aussi signalé le transfert de patients de CHSLD contre leur volonté et celle de leurs proches, malgré le droit du choix de l'établissement énoncé dans la loi. Ce genre de comportement est terrible, car les personnes en cause sont généralement âgées, fragiles et malades. Devant de telles situations, on constate que, lorsque les droits des patients sont conditionnés par la disponibilité des ressources et qu'il n'existe pas de recours autres que judiciaires, on peut facilement aboutir à la négation de ces droits. De plus, il faut conclure que la limitation des droits des patients a pour effet indirect d'enlever la pression sur le système.

Ces quelques exemples ne sont pas des cas isolés. Dans un seul cabinet d'avocats de Montréal, on reçoit entre vingt et vingt-cinq appels par jour de personnes qui songent à entreprendre des recours judiciaires. Plus de 6 000 dossiers sont actifs dans ce seul cabinet ! Même si ce dernier est spécialisé en droit de la santé, ces données montrent qu'il existe un problème majeur dans notre système.

Les nombreuses causes devant les tribunaux ont pour effet d'ouvrir la porte à la judiciarisation de notre système de santé. Une tendance se dessine en effet vers une modification du système, non pas par la voie législative ou gouvernementale, mais par celle des tribunaux. Ainsi, en Ontario, un patient qui, devant des délais trop longs, a décidé de se faire traiter aux États-Unis a été pleinement indemnisé par la province à la suite d'une décision du tribunal. Au Québec, un récent jugement a établi que les frais de lessive des CHSLD, dont les coûts s'élèvent à plus de 25 millions par année, seraient dorénavant couverts par notre système de santé. Ces deux jugements constituent des précédents dont les implications sont loin d'être négligeables. Enfin, l'arrêt Chaoulli de la Cour suprême est celui qui a le plus retenu l'attention. Dans cette cause, la cour a conclu que les délais dans notre système mettent en péril la sécurité, l'intégrité et la vie des malades, ce qui va à l'encontre de la Charte québécoise des droits et libertés de la personne.

Conscient de cette tendance vers la judiciarisation, j'ai écrit en octobre 2008 au ministre de la Santé, en tant que président du comité d'implantation de l'INESSS, pour l'informer du danger que présente la modification de notre système de santé par les tribunaux plutôt que par la voie législative et gouvernementale :

> Cette tendance est susceptible de s'accentuer. En effet, les citoyens sont de mieux en mieux informés et veulent avoir accès aux meilleurs soins et aux technologies et médicaments les plus récents sans égard aux coûts. Ils sont de plus enclins à contester la validité des soins et services qu'ils ont reçus. Le risque est réel de voir s'accroître le nombre de causes devant les tribunaux et de provoquer des changements lourds de conséquences dans notre système de santé.

Pour éviter que les revendications des patients prennent la voie des tribunaux, plusieurs juridictions ont créé des organismes d'appel et de révision. Dans leurs décisions, ces organismes font appel à des concepts de justice sociale plutôt que de s'en tenir à une conception légaliste de la couverture du système. Le Health Services Appeal and Review Board de l'Ontario constitue un bon exemple à cet égard.

Le comité n'a jamais reçu de réponse à cette lettre ; à ma connaissance, aucune suite ne lui a été donnée. Ma lettre est disparue dans le trou noir de la santé.

Il ne fait aucun doute qu'un meilleur équilibre, plus respectueux des droits du patient, doit être établi entre le patient et le système de santé. Dans la perspective de recentrer le système sur la personne, trois voies devraient être suivies : garantir l'accès aux soins et aux traitements, élaborer un processus de révision et d'appel, et établir une charte québécoise des droits de la personne qui soit spécifique au domaine de la santé.

En 2005, l'Assemblée nationale adoptait la loi 33 sur la garantie d'accès. Cette loi avait comme objectif d'engager le Ministère et le réseau de la santé et des services sociaux à respecter des temps d'attente maximaux pour un certain nombre de chirurgies et d'interventions. En faisant adopter cette loi, le ministre Couillard voulait susciter un changement de culture en imposant au réseau des obligations de résultats.

Selon cette réglementation, des soins habituellement prodigués à l'hôpital peuvent maintenant l'être dans des cliniques spécialisées hors du milieu hospitalier. Ces cliniques, lorsque autorisées en vertu de la loi, deviennent en fait des extensions des hôpitaux. Les soins sont soumis aux mêmes contrôles que les établissements, et leur financement demeure entièrement public. Comme il fallait s'y attendre, l'introduction de ce programme a fait pousser les hauts cris à ceux qui placent la pureté du système et la protection des emplois syndiqués devant les besoins et les droits du patient.

Au départ, trois chirurgies — celles de la hanche, du genou et de la cataracte — ont fait l'objet d'une garantie d'accès de six mois. Dans les trois cas, la demande de soins était particulièrement élevée et était susceptible d'aller en augmentant. Selon l'Institut canadien d'information sur la santé, on constate d'ailleurs depuis les dernières années une augmentation significative du nombre de personnes nécessitant ces interventions.

Au Québec, le nombre des interventions a augmenté de façon considérable, et les listes d'attente au-delà de six mois ont diminué. En somme, les résultats sont positifs. Depuis 2011, toutefois, les temps d'attente pour les chirurgies de la hanche et du genou ont recommencé à allonger, avec le vieillissement de la population. Présentement, dans 20 % des cas, le délai de six mois pour ces deux interventions n'est pas respecté. Il faut dire que le ministre a retiré du système public l'obligation de résultats en refusant de poursuivre dans la voie tracée par la loi sur la garantie d'accès et de l'étendre à d'autres interventions.

Le concept de garantie d'accès n'est pas nouveau. On trouve ce type de garantie dans un certain nombre de pays, particulièrement dans les pays scandinaves. Au Danemark, par exemple, elle s'applique à une liste détaillée de traitements ou de maladies. Pour le cancer, la garantie est d'un mois. Le patient qui n'est pas traité à l'intérieur de cette limite peut se faire soigner hors du système, même à l'extérieur du pays. En comparaison, la garantie québécoise de six mois sur seulement trois interventions paraît bien timide, d'autant plus que le patient n'a pas la possibilité, comme au Danemark, de se faire traiter à l'endroit de son choix au-delà du temps limite.

Compte tenu des sérieux problèmes d'accès qui perdurent pour plusieurs types d'interventions, le programme de garantie d'accès aux soins qui, dans l'ensemble, a donné de bons résultats devrait être poursuivi et étendu graduellement à d'autres interventions. D'ailleurs, le programme n'a pas ouvert la porte aux glissements anticipés par certains.

Un mécanisme de révision et d'appel

Le système actuel de plainte dans nos hôpitaux n'est pas conçu en fonction des droits des patients. Il ne permet aucunement d'apporter aux personnes lésées des réponses justes et équitables. Même si le droit à la santé est considéré comme fondamental, il est évident qu'il n'intéresse aucunement le Ministère. Dans notre système de santé, la notion des droits des patients ne fait pas partie de la culture. Ce sont les aspects légaux et les contrôles réglementaires et financiers qui priment ; pour le reste, on se satisfait du flou.

Dans le domaine du traitement des plaintes, les pays scandinaves constituent un bon exemple. Leurs systèmes de santé comprennent un mécanisme ou processus de plainte. La personne qui se croit lésée pour un motif quelconque et qui veut aller plus loin peut porter sa demande devant une commission de révision. La procédure est simple et passablement rapide. La commission peut accorder une compensation, dont le montant est limité. Elle peut aussi demander

aux instances locales et régionales d'effectuer les changements nécessaires à l'amélioration de la situation. Elle fait
appel à des concepts de pertinence, d'équité et de justice
sociale, des concepts respectueux des droits de la personne.
Nous devrions nous inspirer de l'expérience acquise dans ces
systèmes de santé.

Au Danemark, si la personne n'est pas satisfaite de la décision rendue à ce premier niveau, elle peut faire appel à un
second niveau ; la procédure y est plus .complète, mais ne
nécessite généralement pas l'assistance d'un avocat. Elle peut
ainsi obtenir une compensation plus élevée, mais tout de
même sujette à un maximum. Au-delà de cette limite, la personne peut prendre la voie du processus judiciaire ; ceux qui
poursuivent devant les tribunaux ne sont pas nombreux.

Il est intéressant de noter que les compensations octroyées
par la commission sont déduites des budgets des établissements où les incidents se sont produits. Voilà un moyen efficace d'impliquer directement les responsables et les professionnels dans les efforts pour réduire le nombre d'erreurs et
d'incidents.

Dans notre système, la révision et les appels pourraient
être confiés à la Commission des droits de la personne ou au
Protecteur du citoyen. Tout comme dans les pays scandinaves,
les compensations pourraient être versées par les établissements fautifs, et les montants totaux pourraient être publiés
chaque année dans les Comptes de la santé afin de permettre
de suivre l'évolution du programme d'indemnisation des
patients.

Un tel système aurait pour effet de mettre la pression souhaitable sur les établissements et les intervenants, c'est-à-dire
au niveau où les événements se produisent. Sa mise en place

constituerait une bonne occasion de réévaluer le rôle du Commissaire à la santé. Actuellement, ce dernier œuvre à un niveau très général et ses propositions, qui vont du haut vers le bas, me semblent avoir bien peu d'influence dans les faits.

Une charte québécoise des droits en santé

Avec le temps, la couverture de notre système de santé s'est étendue de manière *ad hoc* au-delà des soins hospitaliers et des soins médicalement requis. Les soins à domicile, les soins de longue durée aux malades chroniques, les services sociaux, la pratique multidisciplinaire, notamment, ont provoqué cette extension de la couverture. Mais celle-ci est devenue moins précise et explicite, ce qui soulève des questions d'organisation des services, d'allocation des ressources, de coûts, et d'équité entre les régions et les personnes, entre autres.

Dans un récent rapport, le Protecteur du citoyen note que le nombre de plaintes au sujet des services de soutien à domicile augmente rapidement, de même que la proportion des plaintes fondées. Le rapport fait état d'injustices qui prennent la forme de services inégaux d'une région à l'autre, inférieurs à ceux requis ou discontinués sans explication, ainsi que de patients en attente depuis des années ou refusés sous toutes sortes de prétextes. Toutes ces situations touchent évidemment le droit à la santé.

Pour que la reconnaissance des droits de la personne dans le domaine de la santé ait une signification pratique, il va falloir en préciser la portée. En d'autres termes, la couverture du système doit être mieux définie. De plus, les droits qui concernent les aspects qualitatifs et sécuritaires de la santé doivent être énoncés. D'où l'importance d'une charte québécoise des droits en santé.

Cette charte devrait inclure le droit à un standard de qualité et de sécurité, le droit à des soins pertinents, la garantie d'accès à une liste de soins, le droit à la réparation des torts et à une compensation (les recours ne doivent pas nécessairement déboucher sur des compensations financières : dans bien des cas, la réparation des torts subis ou l'adoption de mesures pour éviter la répétition des incidents peuvent s'avérer beaucoup plus appropriées) et, tout aussi important, le droit d'être informé. Elle devrait enfin comprendre un préambule soulignant que les droits doivent être interprétés en fonction de la personne et de sa santé, afin qu'il soit clair que les préoccupations d'ordre administratif et réglementaire n'ont pas préséance.

Certains préconisent l'introduction d'un système d'indemnisation sans égard à la faute. J'éprouve beaucoup de réticence à l'égard d'un tel concept. Pour moi, les soins sont dispensés par des professionnels en qui l'État et la population placent leur confiance. Ces professionnels adhèrent à des principes d'intégrité et de rigueur. L'introduction d'un système d'indemnisation sans égard à la faute constituerait à mon avis une négation de cette conception du rôle des intervenants. Il aurait aussi pour effet de déresponsabiliser les travailleurs dans un domaine qui repose précisément sur le principe de la responsabilité.

Une charte des droits de la personne dans le domaine de la santé devrait évidemment couvrir d'autres aspects qui font présentement l'objet d'un important débat public. Je songe particulièrement au droit au consentement et aux décisions concernant sa santé, et au droit d'éviter en fin de vie les souffrances inutiles et la douleur. Même si, comme bien d'autres personnes, je réfléchis à ces questions, elles n'entrent pas dans le cadre du présent livre. Il reste que l'adoption d'une charte constitue une priorité. Elle marquerait le début d'une nouvelle étape dans l'évolution de notre système de santé.

10

L'heure des choix

Mon objectif en écrivant ce livre était de contribuer au redressement de notre système public de santé et d'assurer sa survie dans le respect des principes fondamentaux qui ont présidé à sa création et à son développement. Les difficultés que vivent depuis trop longtemps les Québécois qui ont besoin de soins et de services de qualité m'apparaissent inacceptables. C'est une situation qui peut et qui doit être corrigée. L'exemple de plusieurs pays devrait nous inspirer, nous guider. Nombre de Québécois ont d'ailleurs été en mesure de constater, à l'occasion de voyages en France, en Grande-Bretagne ou dans les pays scandinaves, qu'il est possible de faire mieux et qu'il existe des solutions.

Le temps est venu de replacer clairement le patient au centre des préoccupations. Toutes les dimensions de notre système de santé et de services sociaux devraient être revues en fonction de cet objectif. La satisfaction des besoins doit devenir le principe directeur dans le choix des moyens pour améliorer la performance de notre système. Avec le temps, j'en suis venu à la conclusion que seul un changement majeur de perspective ou d'orientation pourra amener notre système de santé au niveau des systèmes vraiment performants. Il s'agit d'un changement d'orientation fondamental, d'un changement de paradigme.

Notre système doit être organisé en fonction des patients, et non pas en fonction des travailleurs qui l'animent. Contrairement à ce qui est trop souvent le cas présentement, le patient devrait être traité avec considération et empathie. Il ne s'agit pas d'un simple changement sémantique, mais d'une transformation nécessaire de la mentalité, de l'orientation et du fonctionnement du système, qui doit en toucher tous les aspects ; heureusement, elle n'implique pas de chambardement des structures ni d'investissements dans l'immobilier. Notre système de santé doit faire en sorte que la personne redevienne sa raison d'être.

Dorénavant, devant toute question ou situation problématique, au lieu de s'interroger sur la légalité et la conformité aux directives réglementaires et financières du Ministère, il faudrait faire l'analyse en fonction des besoins de la personne, dans le respect de ses droits. Cela implique une notion élargie de la santé et des soins et services, un concept qui va bien au-delà des aspects légaux, structurels et budgétaires qui prévalent présentement.

Les propositions qui se dégagent de mon analyse permettraient, j'en suis profondément convaincu, de relancer notre système de santé et de services sociaux, et d'améliorer sa performance — particulièrement sur le plan de l'accessibilité et de la qualité des soins — tout en freinant significativement la croissance des dépenses publiques en santé. L'état de notre système nécessite plus que des mesures isolées. Un changement fondamental d'orientation est nécessaire, et c'est dans cette perspective que j'ai formulé ces propositions. Elles ne constituent pas une liste de choix, tel un menu à la carte. Elles forment plutôt un ensemble intégré dont tous les éléments sont nécessaires et se complètent les uns les autres.

Leur mise en application améliorerait l'accessibilité et la qualité des soins de première ligne et des soins à domicile, et permettrait de désengorger les urgences des hôpitaux. Elle aurait pour effets de recentrer les établissements hospitaliers sur leur mission première et d'accroître leur performance globale. L'alignement de la rémunération des médecins sur les objectifs du système et l'amélioration des conditions de travail des infirmières augmenteraient de façon marquée la productivité de ces professionnels. Sur le plan des médicaments, la réduction de la surconsommation, la révision de la liste des médicaments couverts et l'abandon de la règle des quinze ans sur les brevets entraîneraient des économies de centaines de millions de dollars. Enfin, la simplification de la double structure régionale produirait à terme d'autres économies substantielles.

Bien sûr, mes propositions nécessiteront des investissements avant de produire leurs effets. Elles vont toutefois permettre des réallocations de ressources financières grâce aux réductions et aux rationalisations des dépenses vers des actions prioritaires, tel le lancement d'un programme efficace d'aide financière à la création, au développement et au fonctionnement des GMF. De façon réaliste, la mise en œuvre de l'ensemble de mes propositions devrait s'échelonner sur un horizon de trois à cinq ans.

Je suis convaincu que la concrétisation du programme que j'ai élaboré pourrait générer à terme, par des gains de productivité et des économies, une réduction récurrente des dépenses publiques en santé et en services sociaux de l'ordre de 10 %, soit quelque 3 milliards de dollars, et qu'elle pourrait ramener le taux de leur croissance au niveau de l'augmentation des revenus de l'État. Plusieurs pays ont démontré qu'il est possible d'améliorer la performance des systèmes de santé et d'assurer leur pérennité.

Mes propositions forment ainsi les éléments d'une politique de redressement en treize points qui implique l'établissement d'objectifs et une obligation de résultats.

1) Notre système public de santé et de services sociaux, dans toutes ses dimensions, doit être orienté sur la personne, ce qui nécessite un changement de mentalité et d'approche à tous les niveaux.

2) Les droits de la personne dans le domaine de la santé et des services sociaux doivent être inscrits dans une nouvelle charte. De plus, la loi sur la garantie d'accès aux soins doit être réactivée, et son application graduellement étendue à plus d'interventions.

3) La couverture de notre système doit être définie de façon transparente et structurée, ce qui exige un processus crédible et transparent d'établissement des priorités.

4) Le financement du système public par les revenus généraux doit être maintenu, et la cotisation santé de 200 dollars abolie lorsque l'équilibre budgétaire aura été rétabli.

5) Le réseau des groupes de médecine familiale doit être relancé et dynamisé en s'inspirant d'une conception large de la santé.

6) L'élaboration d'une politique bien articulée de soins et services aux aînés et aux personnes en perte d'autonomie s'impose sans délai.

7) Un système de financement des établissements selon les activités, qui met l'accent sur la productivité et la motivation, doit être introduit et complété par un programme d'évaluation de la performance des établissements.

8) Une réforme en profondeur de la rémunération des médecins de famille et des médecins spécialistes s'impose, conformément aux objectifs du système.

9) Le rôle des infirmières et infirmiers doit être valorisé, et leurs conditions de travail améliorées.

10) La gouvernance du système doit être allégée et décentralisée vers les CSSS afin d'améliorer sa performance. Les agences n'ont plus leur raison d'être dans leur forme actuelle, sauf dans la région métropolitaine de Montréal.

11) Des objectifs relatifs à l'accessibilité aux médecins de famille et aux soins à domicile, aux temps d'attente, au désengorgement des urgences, au taux de croissance des dépenses et à la performance des établissements doivent être fixés.

12) Un programme de revue de l'utilisation des médicaments doit être introduit afin de rationaliser et de réduire la consommation trop élevée de médicaments.

13) Un cadre réglementaire des activités à l'extérieur du système public doit être adopté afin d'établir les critères et les standards nécessaires à la protection des personnes.

La santé demeure la première préoccupation des Québécois. L'heure des choix est arrivée. Qui va avoir le courage et le mérite de mettre en œuvre la réforme qui s'impose ?

Voilà un véritable projet de société.

11

Perspectives d'avenir

Lorsqu'on songe à ce que nous réserve l'avenir, on peut croire qu'après les immenses progrès des dernières décennies en santé, le rythme du changement va quelque peu ralentir. C'est se leurrer. En fait, comme nous allons le voir, la cadence risque fort de s'accélérer.

L'amélioration récente et généralisée de la santé et de la longévité compte parmi les plus grandes réussites de l'homme dans sa marche vers le progrès. Il en est résulté un phénomène jamais vu dans l'histoire de l'humanité : sur une période de quelque cinquante années, l'espérance de vie s'est accrue de plus de quinze ans dans les pays occidentaux. Ce gain extraordinaire de la longévité s'est accompagné d'une amélioration de l'état de santé de la population dans tous les groupes d'âge, ce qui procure une qualité de vie bien supérieure à ce que l'on pouvait souhaiter il n'y a pas si longtemps.

Au cours des dernières années, les questions ayant trait à l'accessibilité, à la qualité et à la sécurité des soins ainsi qu'à la performance des systèmes de santé ont retenu l'attention. Trois grands facteurs ont influencé leur évolution : les besoins de la population en termes de soins, les progrès de la science et des technologies, et la croissance soutenue des coûts.

Au Québec, le vieillissement de la population et le faible taux de natalité, par leurs effets conjugués, sont en voie de renverser la pyramide des âges, ce qui ne s'est jamais produit auparavant. Cette transformation de la structure de la population provoquera de profonds changements dans les besoins en soins et services.

Les habitudes de vie

Les risques associés aux comportements et aux habitudes de vie sont une cause importante de maladies et de décès. Les principaux facteurs à surveiller dans ce domaine sont le tabagisme, le stress, une mauvaise alimentation et le manque d'exercice. Comme les changements dans les comportements s'étalent en général sur de longues périodes, les tendances récentes permettent d'entrevoir ce que nous réserve l'avenir.

La nocivité du tabagisme est maintenant bien connue. Toutefois, l'ampleur de ses dommages l'est moins. Pour en donner une idée, on considère aux États-Unis que le tabac constitue la première cause des maladies évitables. Il engendrerait chaque année environ un demi-million de décès prématurés et des dépenses en santé de l'ordre de 75 milliards. Dans l'ensemble du Canada, c'est au Québec que l'on trouve le pourcentage le plus élevé de fumeurs. Même si nous avons fait des progrès remarquables dans la lutte contre le tabagisme, il est clair que cette dernière doit être poursuivie.

Bien qu'ils soient difficilement quantifiables, les problèmes liés au stress résultant des pressions associées au travail et au mode de vie contemporain sont en progression. Ils sont même devenus le principal motif d'absentéisme au travail pour cause de maladie. Comme il s'agit d'un phénomène relativement nouveau, il reste énormément à faire sur le plan de la prévention.

L'inactivité physique et la mauvaise alimentation sont les causes principales du surplus de poids. L'obésité ne cesse de gagner du terrain. Au Québec, pour l'instant, le problème est moins prononcé qu'aux États-Unis, mais nous sommes engagés dans la même voie que nos voisins du sud. On doit donc s'attendre à une augmentation notable des maladies chroniques causées par l'obésité, soit le diabète et les problèmes cardiovasculaires. Malgré la prévalence du diabète, les sérieuses complications qui y sont liées sont méconnues : amputation d'un membre, cécité, maladie cardiovasculaire, insuffisance rénale et même décès prématuré. En plus du vieillissement de la population, il faut donc anticiper une progression des problèmes liés à l'obésité.

On le voit bien : pour qu'elle soit efficace, la lutte contre les méfaits découlant des comportements et des habitudes de vie à risque doit se situer au niveau des programmes de prévention bien plus qu'au niveau des soins individuels curatifs.

La mondialisation de la maladie

Le développement des moyens de transport modernes a fait en sorte que, chaque jour, des centaines de milliers, voire des millions de personnes se déplacent à travers les pays et les continents. Ce faisant, elles transportent des bactéries et des virus. Le phénomène a pris une telle importance qu'il n'est pas exagéré de parler de mondialisation de la maladie. C'est ainsi qu'au cours des dernières années on a vu se manifester successivement le sida, le virus du Nil, la maladie de la vache folle et le SRAS, qui ont tous constitué un grand défi.

Les immenses problèmes que posent ces nouvelles maladies sont compliqués par le fait que les antibiotiques commencent à perdre de leur efficacité. Plusieurs bactéries sont devenues résistantes à un nombre croissant d'antibiotiques. Il serait irréaliste de penser qu'aucun nouveau virus ou bactérie ne viendra s'ajouter à la liste déjà longue des maladies mondialisées. Pour en contrer les effets, des moyens d'action inédits devront être déployés. Il faudra évidemment que ces derniers débordent les frontières géographiques des pays et des continents.

Les maladies chroniques

La prévalence des maladies chroniques ne cesse de croître. Elles sont devenues la principale cause d'invalidité ou de perte d'autonomie et de décès. Or, les plus fréquentes, soit les maladies cardiovasculaires, le cancer, le diabète et les maladies respiratoires, peuvent dans une large mesure être différées ou même évitées — notamment, pour les maladies cardiovasculaires et le diabète, en adoptant de bonnes habitudes de vie, comme on l'a vu.

Un aperçu des répercussions financières des maladies chroniques permet de mieux saisir l'ampleur du défi imminent qu'elles poseront. On a évalué que le coût des soins pour chaque malade chronique est le double du coût des soins de courte durée. De plus, les malades chroniques requièrent, comme nous l'avons vu, une gamme de services beaucoup plus variés et difficiles à organiser.

Notre système de santé, qui met surtout l'accent sur le traitement de la maladie, devra accorder plus d'attention à la continuité des soins de longue durée.

La recherche scientifique

L'univers de la recherche scientifique et technologique est tellement vaste que toute tentative d'en saisir l'ensemble des dimensions quant à l'avenir exigerait des travaux qui dépasseraient largement le cadre de ce livre. Mon analyse ne couvre donc que certains développements qui sont susceptibles d'avoir des répercussions majeures sur la santé, la réduction et le traitement de la maladie.

Le potentiel de la biotechnologie sur le plan de l'amélioration de la santé et de la prévention de la maladie est immense. Les applications biotechnologiques dans les soins sont multiples ; elles s'étendent aux médicaments, aux vaccins, à l'arsenal diagnostique et à la thérapie génétique. Elles comprennent également la génomique, qui est particulièrement prometteuse grâce à son éventuelle capacité de prédire la maladie et d'accroître l'efficacité diagnostique. Il en est de même de la protéomique, avec son potentiel d'expansion de la connaissance à l'ensemble des protéines qui constituent les organismes vivants.

Dans l'étude de maladies telles que l'asthme, le diabète, les maladies de l'intestin, les maladies coronariennes et la sclérose en plaques, les chercheurs tentent de déterminer ce qui fait que certains gènes sont activés ou désactivés. Le dépistage génétique a donc un objectif diagnostique ou préventif. Grâce aux progrès de la génétique, la médecine pourra passer d'une approche globale à une approche personnalisée.

La révolution génétique est par définition multisectorielle, mais elle exigera des interventions de même nature. En plus de changer en profondeur l'industrie pharmaceutique et celle des équipements médicaux, elle va transformer de vastes domaines scientifiques avec la création de nouvelles disciplines. Cette évolution s'inscrit dans un mouvement général vers une approche de la santé de la population qui est beaucoup plus large que les soins médicaux.

L'utilisation des cellules souches constitue une autre avancée phénoménale dans le domaine de la santé. Ces dernières permettent de produire une large gamme de tissus humains à des fins de génération et de transplantation. Des travaux de recherche ont aussi permis de reprogrammer des cellules souches pour qu'elles produisent de l'insuline, fonction assumée par les cellules des îlots du pancréas. Si un traitement basé sur cette découverte fait ses preuves contre le diabète, il pourrait améliorer la santé de centaines de milliers de Québécois et réduire les énormes coûts associés à cette maladie et à ses complications. Il est également possible que l'étude des cellules souches débouche sur des traitements pour des maladies graves tels le parkinson et l'alzheimer.

La génomique, la protéomique et les cellules souches soulèvent toutefois des questions éthiques qui n'ont pas fini d'alimenter le débat public. Aussi une information complète, compréhensible et accessible devra-t-elle être produite afin que les responsables puissent prendre les décisions nécessaires en se fondant sur des valeurs largement partagées.

Les technologies de l'information

Les technologies de l'information (TI) sont susceptibles d'avoir des effets très importants. Sur le plan clinique, elles peuvent faciliter la prise de décision en donnant accès, en temps réel, à des données pertinentes sur le patient ainsi qu'à des données comparatives et à de l'information sur les pratiques médicales. À l'aide des TI, des professionnels basés à différents endroits peuvent discuter des cas et améliorer ainsi l'efficacité et la continuité des soins.

Les TI permettent aussi aux patients de s'impliquer davantage dans leurs propres soins grâce à un meilleur accès à l'information. Par l'entremise d'Internet, une personne peut obtenir de l'information sur sa maladie et connaître les traitements possibles. Le patient devient ainsi le partenaire de son médecin, ce qui constitue un atout considérable pour le professionnel — pourvu évidemment que le médecin prenne le temps d'écouter son patient.

Enfin, les TI vont transformer la configuration des tâches dans les services de santé en modifiant la nature du travail, le partage des rôles et des responsabilités, et le travail d'équipe. Par exemple, certaines tâches traditionnellement effectuées par les médecins vont pouvoir être assumées par d'autres intervenants.

Bref, les technologies de l'information présentent un énorme potentiel sur le plan de l'amélioration de la détection et du traitement de la maladie, mais aussi quant à l'accroissement de la productivité de notre système de santé.

La médecine personnalisée

Il n'est pas exagéré d'affirmer que le séquençage du génome humain a révolutionné la médecine au cours de la dernière décennie. Grâce à cette avancée, les données de la carte génétique de l'individu peuvent être utilisées pour trouver le traitement le plus approprié. Le traitement médical est donc adapté aux caractéristiques de chaque patient. C'est cet extraordinaire développement qui a donné naissance au concept de médecine personnalisée.

Cette approche ne suppose pas la création de médicaments ou d'outils thérapeutiques propres à chaque patient ; son avantage est plutôt de permettre de classer les individus en groupes distincts quant à leur sensibilité à une maladie particulière. Les professionnels pourront alors cibler les personnes qui peuvent bénéficier de chacun des traitements. On prescrira au patient un traitement en fonction de son profil génétique, ce qui permettra de mieux soigner les gens et d'éviter des coûts inutiles.

La médecine personnalisée constitue une réponse aux défis contemporains sur le plan de la santé, notamment en ce qui a trait aux maladies chroniques, la cause la plus importante de morbidité et de mortalité. Elle représente un espoir majeur d'améliorer la santé de la population.

Même s'il n'est pas possible d'anticiper de façon parfaitement claire le rythme et l'ampleur des changements à venir, les progrès sur le plan de la recherche et des connaissances vont bouleverser les façons de prévenir la maladie, d'améliorer la santé et de ralentir la croissance des coûts. Pour cela, il faut que notre système de santé soit en mesure de s'adapter et d'évoluer afin d'être capable d'intégrer les nouvelles façons de faire.

L'orientation à prendre est tout indiquée : nous devons mettre à niveau notre système de santé et donner aux intervenants l'espace qui est nécessaire à l'initiative et à la motivation. Nous devons nous préparer, car les soins de santé personnalisés pénètrent déjà notre système de santé.

Remerciements

Au cours de la rédaction de ce livre, j'ai senti le besoin de consulter un certain nombre de personnes afin de m'assurer d'être dans la bonne voie et de confirmer certains faits. Toutes ces personnes m'ont reçu avec empressement et m'ont parlé ouvertement, sans réserve. J'ai été frappé par le fait qu'elles sont en général très critiques à l'endroit du ministère de la Santé et des Services sociaux. J'apprécie énormément l'aide qu'elles m'ont apportée et j'espère que j'ai bien interprété leurs propos.

J'ai également bénéficié des échanges que j'ai eus au cours des années avec une foule de personnes. Je pense en particulier à Claude Montmarquette et à l'équipe du CIRANO. La liste de ces interlocuteurs est trop longue et il ne m'est pas possible de tous les nommer, mais je tiens à leur témoigner ma gratitude.

Je veux aussi remercier les membres de l'équipe du Boréal pour l'aide qu'ils m'ont apportée et pour leur compréhension à mon endroit.

Bibliographie

ALBOUY, Valérie et Muriel Deprez (2008), « Mode de rémunérations des médecins », *Économie et Prévision,* n° 188, 2009, p. 131-139.

ASSOCIATION QUÉBÉCOISE D'ÉTABLISSEMENTS DE SANTÉ ET DES SERVICES SOCIAUX, *La Gouvernance du réseau de la santé et services sociaux,* rapports Clair et Castonguay, 2010, 10 p.

AUCOIN, Léonard, *Le Choix des priorités du « panier de services », la pertinence/efficacité/efficience des soins : des enjeux de financement,* rapport présenté au Groupe de travail sur le financement du système de santé, 2007, 53 p. En ligne : www.groupes.finances.gouv. qc.ca/financementsante/fr/etudes/pdf/Rapport%20_Aucoin. pdf

BILODEAU, Daniel, Pierre-Yves Crémieux et Pierre Ouellette, « Hospital Performance in a Non-Competitive Environment », *Applied Economics,* vol. 41, n° 4, 2009, p. 459-468.

BISAILLON, Suzanne, Nathalie de Marcellis-Warin et Ingrid Peignier, « Réflexions sur l'indemnisation en matière de responsabilité médicale », dans Luc Godbout, Marcelin Joanis et Nathalie de Marcellis-Warin (dir.), *Le Québec économique 2011. Un bilan de santé du Québec,* Québec, Presses de l'Université Laval, 2012.

BOASE, Joan, « Regulation and the Paramedical Professions: An Interest Group Study », *Canadian Public Administration/Administration publique du Canada,* vol. 25, n° 3, septembre 1982, p. 332-353.

BUTT, Mark Eric, Julia Kübert et Christiane Anne Schultz, *Droits sociaux fondamentaux en Europe,* Luxembourg, Parlement européen, coll. « Séries Affaires Sociales », 1999, 45 p.

CASTONGUAY, Joanne, *Analyse comparative des mécanismes de gestion des paniers de services*, Montréal, CIRANO, 2011, 47 p.

CASTONGUAY Joanne, Claude Montmarquette et Iain Scott, *Analyse comparée des mécanismes de gouvernance des systèmes de santé de l'OCDE*, Montréal, CIRANO, 2008, 85 p.

CHAPMAN, Jake, *System Failures: Why Governments Must Learn to Think Differently*, Londres, Demos, 2004, 104 p.

COLLÈGE DES MÉDECINS DE FAMILLE DU CANADA, *Modes de rémunération*, 2007. http://toolkit.cfpc.ca/fr/remuneration/remuneration-methods.php

CUSTERS, Thomas *et al.*, « Selecting Effective Incentive Structures in Health Care : A Decision Framework to Support Health Care Purchasers in Finding the Right Incentives to Drive Performance », *BMC Health Services Research*, vol. 8, n° 66, 2008.

DER EXTER, André et Herbert Hermans (dir.), *The Right to Health Care in Several European Countries*, Londres et Boston, Kluwer Law International, coll. « Studies in Social Policy », 1999, 208 p.

DUMONT, Étienne *et al.*, *Physicians' Multitasking and Incentives: Empirical Evidence from a Natural Experiment*, Montréal, CIRANO, 2008, 25 p.

ESMAIL, Nadeem, « Waiting Your Turn: Hospital Waiting Lists in Canada, 2009 Report », Vancouver, Fraser Institute, 2009, 147 p.

FUJISAWA, Rie et Gaetan Lafortune, « The Remuneration of General Practitioners and Specialists in 14 OECD Countries: What Are the Factors Explaining Variations across Countries ? », *OECD Health Working Papers*, n° 41, 2008, 63 p.

FORTIN, Bernard, Nicolas Jacquemet et Bruce Shearer, *Labour Supply, Work Effort and Contract Choice: Theory and Evidence on Physicians*, Montréal, CIRANO, 2010, 39 p.

GODBOUT, Luc, Marcelin Joannis et Nathalie de Marcellis-Warin, *Le Québec économique 2011. Un bilan de santé du Québec*, Québec, Presses de l'Université Laval, 2012, 438 p.

GOSDEN T., L. Pedersen et D. Torgerson, « How Should We Pay Doctors ? A Systematic Review of Salary Payments and Their Effect on Doctor Behaviour », *Quarterly Journal of Medicine*, vol. 92, n° 1, 1999, p. 47-55.

GOUVERNEMENT DU CANADA, *Charte canadienne des droits et libertés,* partie I de la *Loi constitutionnelle de 1982,* ministre de la Justice du Canada. En ligne : laws-lois.justice.gc.ca/fra/Const/page-15.html

GOUVERNEMENT DU QUÉBEC, *Comptes de la santé 2009-2010 à 2011-2012,* Québec, ministère de la Santé et des Services sociaux du Québec, 2011, 31 p.

—, *Rapport semestriel des incidents et accidents survenus lors de la prestation des soins et services de santé au Québec — période du 1er avril au 30 septembre 2011,* Québec, ministère de la Santé et des Services sociaux, 2011, 22 p.

—, *Le Québec face à ses défis,* fascicule 2, Québec, Comité consultatif sur l'économie et les finances publiques, 2010, 93 p.

—, *L'appréciation globale et intégrée de la performance : analyse des indicateurs de monitorage,* rapport d'appréciation de la performance du système de santé et de services sociaux du Québec, Québec, Commissaire à la santé et au bien-être, 2010, 252 p.

—, *En avoir pour notre argent,* rapport du Groupe de travail sur le financement du système de santé, Québec, février 2008, 317 p.

—, *Rapport du Comité d'implantation de l'Institut national d'excellence en santé et en services sociaux (INESSS),* Québec, ministère de la Santé et des Services sociaux du Québec, décembre 2008, 263 p.

—, *Imputabilité médicale et gouvernance clinique — Bâtir sur la qualité et la performance des pratiques,* Québec, Conseil médical du Québec, septembre 2003, 78 p.

—, *Avis sur une nouvelle dynamique organisationnelle à implanter — la hiérarchisation des services médicaux,* Québec, Conseil médical du Québec, juin 1995, 59 p.

HAMILTON, Conn, *Healthy Provinces, Healthy Canadians: A Provincial Benchmarking Report,* The Conference Board of Canada, février 2006, 33 p.

HÉBERT, Réjean, « L'assurance autonomie : une innovation essentielle pour répondre aux défis du vieillissement », *Canadian Journal on Aging/La Revue canadienne du vieillissement,* vol. 31, n° 1, mars 2012, p. 1-11.

HÉBERT, Réjean et Marie-Claude Prémont, « Les coopératives de santé :

entre compétition commerciale et solidarité sociale », *Revue juridique Thémis*, vol. 44, n° 3, décembre 2010, p. 273-323.

HENNING-SCHMIDT, Heike, Reinhard Selten et Daniel Wiesen, « How Payment Systems Affect Physicians' Provision Behaviour. An Experimental Investigation », *Journal of Health Economics*, vol. 30, n° 4, juillet 2011, p. 637-646.

INSTITUT CANADIEN D'INFORMATION SUR LA SANTÉ, *Nombre, répartition et migration des médecins canadiens 2010*, Ottawa, Institut canadien d'information sur la santé, 2011, 230 p.

—, « Les médecins, plus nombreux que jamais, connaissent le plus fort taux de croissance depuis 20 ans », communiqué de presse, décembre 2010. En ligne : www.cihi.ca/CIHI-ext-portal/internet/fr/Document/spending+and+health+workforce/RELEASE_02DEC10

KOHN, Linda T., Janet M. Corrigan et Molla S. Donaldson, *To Err Is Human: Building a Safer Health System*, Washington (district de Columbia), National Academy Press, 2000, 287 p.

LÉGER, Pierre Thomas, *Modes de rémunération des médecins : un aperçu des possibilités d'action au Canada*, Ottawa, Fondation canadienne de la recherche sur les services de santé, 2011, 13 p.

LÉGER, Pierre Thomas et Erin Strumpf (2010), *Système de paiement des médecins : bref de politique*, Montréal, CIRANO, juin 2010, 30 p.

OCDE, *Optimiser les dépenses de santé*, Paris, Éditions OCDE, coll. « Études de l'OCDE sur les politiques de santé », 2010, 228 p.

OLIVER, Adam et Lawrence D. Brown, « Incentivizing Professionals and Patients: A Consideration in the Context of the United Kingdom and the United States », *Journal of Health Politics, Policy and Law*, vol. 36, n° 1, février 2011, p. 59-87.

ORGANISATION MONDIALE DE LA SANTÉ, *Le Droit à la santé*, aide-mémoire n° 323, août 2007. En ligne : www.who.int/mediacentre/factsheets/fs323/fr/index.html

—, *Rapport sur la santé dans le monde 2000 — Pour un système de santé plus performant*, Genève, Organisation mondiale de la Santé, 2000, 237 p.

PORTER, Michael E., « What is Value in Health Care ? », *The New*

England Journal of Medecine, vol. 363, n° 26, décembre 2010, p. 2477-2481.

PRESIDENT'S COUNCIL OF ADVISORS ON SCIENCE AND TECHNOLOGY, *Priorities for Personalized Medecine*, Washington (district de Columbia), Office of Science and Technology Policy, Executive Office of the President of the United States, septembre 2008, 63 p.

PROTECTEUR DU CITOYEN (LE), *Rapport annuel d'activités 2010-2011*, Québec, Assemblée nationale du Québec, 2011, 76 p.

SCHOEN, Cathy *et al.*, « Toward Higher Performance Health Systems: Adults' Health Care Experience in Seven Countries », *Health Affairs*, vol. 26, n° 6, novembre 2007, p. w717-w734.

SIBLEY, Lyn M. et Richard H. Glazier, « Reasons for Self-Reported Unmet Healthcare Needs in Canada: A Population-Based Provincial Comparison », *Healthcare Policy*, vol. 5, n°1, 2009, p. 87-101.

STATISTIQUES CANADA, *Table 105-3024, Population Reporting a Regular Family Physician, Household Population Aged 15 and Over, Canada, Provinces and Territories, occasional*, CATSIM (base de données), 2009.

TEPERI, Juha *et al.*, *The Finnish Health Care System: A Value-Based Perspective*, Helsinki, Sitra Reports, n° 82, 2009, 115 p.

Table des matières

Introduction   9

1 • Un constat d'échec   15

2 • Les causes du dysfonctionnement   35

3 • Un système axé sur la personne   57

4 • Le financement du gouffre   91

5 • Une réforme de la rémunération   111

6 • Le choix des priorités   133

7 • Les limites du système public   141

8 • Trop de médicaments   157

9 • Le droit à la santé 167

10 • L'heure des choix 181

11 • Perspectives d'avenir 187

Remerciements 197

Bibliographie 199

CRÉDITS ET REMERCIEMENTS

Les Éditions du Boréal reconnaissent l'aide financière du gouvernement du Canada par l'entremise du Fonds du livre du Canada (FLC) pour leurs activités d'édition et remercient le Conseil des Arts du Canada pour son soutien financier.

Les Éditions du Boréal sont inscrites au Programme d'aide aux entreprises du livre et de l'édition spécialisée de la SODEC et bénéficient du Programme de crédit d'impôt pour l'édition de livres du gouvernement du Québec.

Photo de la couverture : Jacques Nadeau

Ce livre a été imprimé sur du papier 100 % postconsommation,
traité sans chlore, certifié ÉcoLogo
et fabriqué dans une usine fonctionnant au biogaz.

MISE EN PAGES ET TYPOGRAPHIE :
LES ÉDITIONS DU BORÉAL

ACHEVÉ D'IMPRIMER EN OCTOBRE 2012
SUR LES PRESSES DE MARQUIS IMPRIMEUR
À CAP-SAINT-IGNACE (QUÉBEC).